Keli Li
Weibin Zhou

Medição da pressão arterial e elasticidade dos vasos com base na forma de onda do pulso

Keli Li
Weibin Zhou

Medição da pressão arterial e elasticidade dos vasos com base na forma de onda do pulso

ScienciaScripts

Cover image: www.ingimage.com

This book is a translation from the original published under ISBN 978-620-6-77564-5.

Publisher:
Sciencia Scripts
is a trademark of
Dodo Books Indian Ocean Ltd. and OmniScriptum S.R.L publishing group

120 High Road, East Finchley, London, N2 9ED, United Kingdom
Str. Armeneasca 28/1, office 1, Chisinau MD-2012, Republic of Moldova, Europe
Managing Directors: Ieva Konstantinova, Victoria Ursu
info@omniscriptum.com

Printed at: see last page
ISBN: 978-620-8-40032-3

Medição da pressão arterial e elasticidade dos vasos com base na forma de onda do pulso

Keli Li

Weibin Zhou

Conteúdo

Parte Ⅰ: Investigação sobre a medição contínua da pressão arterial com base em sinais eléctricos cardíacos e sinais de ondas de pulso

Capítulo 1 introdução

1.1 A importância do projeto de investigação

A força mecânica da pressão sanguínea humana é o batimento do coração, e o coração é a fonte de energia e o ponto de partida para a formação da pressão sanguínea. A propagação das ondas de pulso está intimamente relacionada com as caraterísticas do sistema cardiovascular, que é afetado por factores como o estado do coração, as caraterísticas do sistema arterial e os parâmetros sanguíneos. A pressão sanguínea, o fluxo sanguíneo e a elasticidade dos vasos sanguíneos estão intimamente relacionados com o coração, e as alterações entre eles afectam-se mutuamente[1,2].

O que é vulgarmente designado por medição da tensão arterial é a medição da tensão arterial. A medição da pressão arterial é um item rotineiro e importante para testes clínicos de pacientes, e é uma base importante para o diagnóstico de doenças e efeito curativo. Atualmente, o método do som de Korotkoff é utilizado principalmente na clínica para a medição intermitente da tensão arterial, e a proficiência do operador introduzirá erros nos resultados da medição. A medição contínua e não invasiva da tensão arterial permite medir o valor da tensão arterial do acidente vascular cerebral, monitorizar as alterações da tensão arterial durante muito tempo e fornecer uma base mais exacta e suficiente para o diagnóstico e o tratamento de doenças[1]. Tem um significado e vantagens clínicas importantes e tornou-se um fator-chave na medição da pressão arterial. Tendências importantes de desenvolvimento na investigação de métodos de medição[1].

A medição contínua da tensão arterial reveste-se de grande importância. A hipertensão é uma das doenças mais comuns atualmente, e a sua incidência está a aumentar. Em 1991, o meu país efectuou testes de pressão arterial a 940.000 pessoas com mais de 15 anos. Os resultados dos testes mostraram que a prevalência da hipertensão atingiu 11,26%, um aumento de 25% em relação a 1979. A hipertensão é uma das principais complicações de várias doenças cardiovasculares. Os inquéritos revelam que 78% dos doentes com AVC têm antecedentes de hipertensão. Até 65% dos doentes com doença coronária desenvolvem complicações da hipertensão. Os dados da OMS mostram que o número de doentes com doenças cardiovasculares nos países em desenvolvimento aumentará a uma taxa de 39,3% [1,3-5]. As pessoas reconheceram, de um modo geral, os perigos da hipertensão, pelo que é muito importante fornecer métodos de medição da tensão arterial eficazes e práticos. A pressão sanguínea do corpo humano flutua ao longo do dia, especialmente em doentes com pressão arterial elevada, em que o intervalo de flutuação é maior. A capacidade de medir continuamente a tensão arterial de forma não invasiva e de observar as flutuações da tensão arterial dos doentes em tempo real tem um grande significado clínico. Para observar continuamente as flutuações da pressão arterial, é necessário um método de medição contínua da pressão arterial para realizar a função de refletir as alterações da pressão arterial em tempo real.

A medição contínua e não invasiva da tensão arterial com base nos parâmetros caraterísticos das ondas de pulso e nas caraterísticas dos vasos sanguíneos é um método importante para a medição da tensão arterial. O ECG é o ponto de partida da circulação sanguínea. O ECG desencadeia o batimento cardíaco através do potenci al de ação e promove o fornecimento de sangue a todo o corpo. O sangue flui dentro dos vasos sanguíneos e interage com eles par a formar ondas de pulso. Estudos demonstraram que, através da an álise dos parâmetros da forma de onda da onda de pulso, é possív el encontrar a correlação entre a onda de pulso e a pressão arteria l. Os investigadores descobriram que os parâmetros do domínio da frequência das ondas de pulso podem refletir alterações na pressão sanguínea[2]. A onda de pulso contém informações cardiovasculares ricas, uma vez que os parâmetros caraterísticos do domínio da freq uência e do domínio do tempo podem refletir a elasticidade dos va sos sanguíneos[6,7]. Por conseguinte, é de grande importância estuda r métodos não invasivos de medição da pressão arterial com base nos parâmetros das ondas de pulso. Estes métodos podem fornecer meios eficazes para a prevenção e o tratamento de doenças cardiov asculares.

1.2 Como medir a tensão arterial

A medição da tensão arterial pode ser dividida em duas categ orias: medição direta (medição invasiva da tensão arterial) e mediç ão indireta (medição não invasiva da tensão arterial). A medição in direta da tensão arterial pode ser dividida em medição intermitente da tensão arterial e medição contínua não invasiva da tensão arteri al. A medição intermitente da tensão arterial inclui principalmente o método oscilométrico (método de oscilação) e o método do som de Korotkoff[8]. A medição contínua e não invasiva da tensão arte rial inclui a tonometria, o método de compensação do volume (tam bém conhecido como método do volume constante), os métodos de medição da velocidade da onda de pulso e os métodos de mediçã o dos parâmetros específicos da onda de pulso, etc.[9,10].

1.2.1 método de medição direta

A medição invasiva da pressão sanguínea utiliza um cateter lig ado a um sensor de pressão que é introduzido diretamente na artér ia ou no coração a medir para medir a pressão sanguínea. De acor do com o local onde o elemento sensor é colocado, os métodos de medição direta podem geralmente ser divididos em duas categoria s: uma consiste em transmitir a pressão intravascular ao sensor de pressão através de um cateter cheio de líquido, obtendo assim uma forma de onda dinâmica da pressão intravascular. O sensor não e ntra em contacto com o sangue. Conhecido como o método de aco plamento líquido, a estrutura básica do sensor de acoplamento líqui do inclui um diafragma elástico, que converte o sinal de pressão n a deformação do diafragma e, em seguida, converte-o numa saída de sinal elétrico correspondente através do componente sensível, de acordo com a deformação ou deslocamento do diafragma. A estrutu ra do sensor é mostrada na Figura 1.1; o outro tipo consiste em c ontactar o sensor com o sangue, sendo o sensor instalado na parte superior do cateter e inserido diretamente no vaso sanguíneo. Atual mente, o método de acoplamento de líquidos é utilizado clinicamen te para a medição[2, 11].

O método invasivo de medição da tensão arterial pode medir continuamente a tensão arterial e tem os dados de medição mais e xactos. É reconhecido internacionalmente como o padrão de ouro p ara a medição da tensão arterial[9]. No entanto, a medição direta d a tensão arterial tem as suas próprias deficiências que são difíceis de ultrapassar. Pressão arterial invasiva

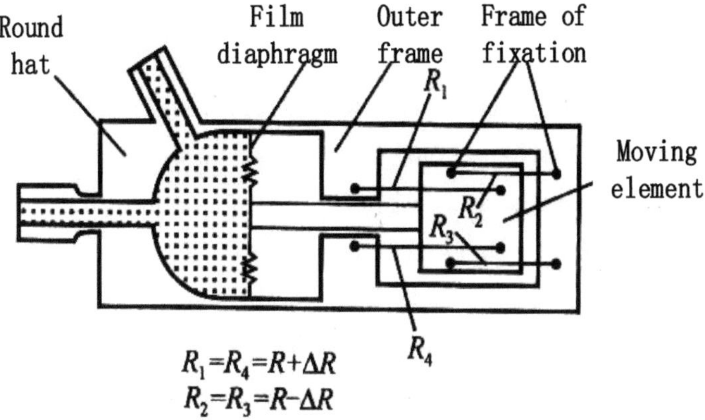

Fig. 1.1 Sensor acoplado a líquido

pode causar os seguintes problemas: trombose arterial, sangue arterial insuficiente nos membros, hematoma, sépsis e infeção[12], e a dificuldade técnica da medição invasiva da pressão arterial é rela tivamente elevada, tornando-a dispendiosa. Por conseguinte, a mediç ão invasiva da pressão arterial só é adequada para o salvamento d e doentes em estado crítico e para a monitorização da pressão arte rial em doentes submetidos a cirurgia de grande porte.

1.2.2 Método do som de Korotkoff

Em 1905, o médico russo Korotkoff inventou o método do som de Korotkoff, que continua a ser amplamente utilizado na prática clínica. O método do som de Korotkoff utiliza uma braçadeira insuflável para insuflar e comprimir os vasos sanguíneos, de modo a bloqueá-los completamente. Depois de os vasos sanguíneos estarem completamente bloqueados, não se ouve qualquer som com o estetoscópio colocado sob a braçadeira. Em seguida, ajustar lentamente a válvula de esvaziamento. A dada altura, começa a ouvir-se o som da pulsação do pulso. Considera-se que a pressão da braçadeira medida nesta altura é a pressão arterial sistólica. Continuar a esvaziar, e a pressão da braçadeira correspondente quando se ouve o último som de batimento é a pressão diastólica[13]. O diagrama de medição do som de Korotkoff é apresentado na Figura 1.2[2].

O método do som de Korotkoff é fácil de utilizar e de baixo custo, e é o esfigmomanómetro mais popular. No entanto, o método do som de Korotkoff também tem as suas próprias deficiências inerentes. Os operadores devem ser submetidos a uma formação profissional rigorosa e, mesmo após a formação profissional, podem ocorrer erros devido a diferenças nas operações do operador. A largura da braçadeira, a posição do estetoscópio ou do sensor, a velocidade de insuflação e desinsuflação da braçadeira, etc., podem causar erros de medição[14]. A Associação Americana para o Avanço dos Instrumentos Médicos (AAMI) indica que o erro do método de auscultação é tão elevado como: pressão arterial sistólica 5,7 mmHg (média), pressão arterial diastólica 11,2 mmHg (média)[12]. De acordo com o erro europeu de medição da pressão arterial de não exceder ±3mmHg, A de Greeff et al. testaram o equipamento de medição da pressão arterial do St Thomas' Hospital, um grande hospital universitário em Londres, Inglaterra. Thomas' Hospital, um grande hospital universitário em Londres, Inglaterra. O resultado foi que a taxa de insucesso dos esfigmomanómetros de mercúrio atingiu 6%. A taxa de insucesso dos esfigmomanómetros de mercúrio com som de Korotkoff atingiu 31%[15].

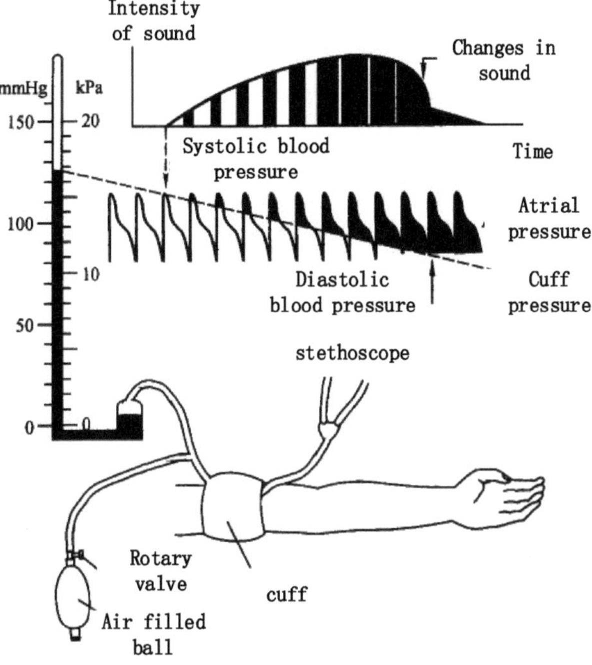

Fig .1.2 Diagrama esquemático da medição do método de som Korotkoff

1.2.3 Método oscilométrico

Após os anos 60, com o desenvolvimento da tecnologia eletrónica, tornou-se uma realidade a utilização de braçadeiras insufláveis, sensores de pressão e chips de microprocessamento correspondentes para medir automaticamente a tensão arterial. Em 1976, foi comercializado nos Estados Unidos o primeiro monitor de tensão arterial oscilométrico não invasivo. . Atualmente, a maior parte das medições não invasivas da tensão arterial dos esfigmomanómetros electrónicos, dos monitores médicos e dos Holters de tensão arterial são efectuadas com base no princípio do método oscilométrico[16].

O método oscilométrico mede a pressão arterial com base no princípio da descarga vascular. Seja Pa a pressão arterial e Pc a pressão da braçadeira. Se Pa>Pc, o vaso sanguíneo está aberto; se Pa<Pc, o vaso sanguíneo está fechado. As principais partes medidas pelo método oscilométrico são a artéria braquial e a artéria radial. Também é necessária uma braçadeira insuflável para comprimir e bloquear os vasos sanguíneos e depois esvaziar lentamente. Os dados são medidos e registados através do sensor de pressão para obter o envelope em forma de sino da onda de pulso, que é depois encontrado através do algoritmo correspondente. Os pontos caraterísticos da pressão arterial sistólica e da pressão arterial diastólica. A pressão da braçadeira insuflada no ponto caraterístico é a pressão arterial sistólica e a pressão arterial diastólica correspondentes. A pressão correspondente ao ponto mais alto do envelope é a pressão média[16, 17].

Atualmente, o método oscilométrico pode ser dividido em duas categorias, de acordo com diferentes métodos de extração de pontos caraterísticos: método do ponto caraterístico da forma de onda (método do ponto caraterístico diferencial) e método do coeficiente de amplitude (método de cálculo de proporção fixa). O método da caraterística da forma de onda utiliza um algoritmo específico para identificar os pontos caraterísticos dos dados de pressão recolhidos à pressão diastólica e à pressão sistólica para medir a pressão arterial. Os algoritmos de avaliação habitualmente utilizados no método das caraterísticas da forma de onda incluem o método qualitativo e o método de identificação do ponto de inflexão do envelope da onda de pressão. O método qualitativo proposto por Corall e Strunin em 1975 considera que o ponto de avaliação da pressão arterial sistólica surge quando a amplitude da onda de pulso aumenta significativamente e o ponto de avaliação da pressão arterial diastólica surge quando a amplitude da onda de pulso diminui significativamente. O método de identificação do ponto de inflexão do envelope da onda de pressão proposto por Jiang Guotai e Saito Masao propõe, a partir da perspetiva da mecânica teórica, que a pressão arterial sistólica e a pressão arterial diastólica correspondem ao ponto de inflexão do envelope da onda de pulso[8, 18]. O método do coeficiente de amplitude é atualmente utilizado pela maioria dos projectos e produtos comerciais[16]. O método do coeficiente de amplitude normaliza o envelope e, em seguida, utiliza um rácio fixo no ponto mais elevado para identificar os pontos caraterísticos da pressão arterial sistólica e da pressão arterial diastólica com base na experiência. Na fase ascendente do envelope, o rácio de 0,45-0,57 (com base no ponto mais alto) é o ponto caraterístico da pressão arterial sistólica e, na fase descendente do envelope, o rácio de 0,69-0,89 (com base no ponto mais alto) é o ponto caraterístico da pressão arterial diastólica. ponto, o coeficiente proporcional específico depende do instrumento específico[8,16]. O princípio de medição do método oscilométrico de coeficiente proporcional é apresentado na Figura 1.3[2].

O método oscilométrico utiliza um sensor de pressão em vez de um dispositivo de captação, pelo que pode proteger a interferência de sons externos e melhorar a capacidade anti-interferência. Mas também tem as suas próprias deficiências. Por exemplo, o coeficiente de relação do método do coeficiente de amplitude é obtido através de métodos estatísticos, e os erros causados por factores fisiológicos individuais e diferenças de instrumentos são relativamente significativos. É facilmente afetado por factores como a elasticidade da braçadeira, a amplitude da onda de pulso, a pressão arterial média, a rigidez da parede arterial, a frequência cardíaca, a viscosidade da parede dos vasos sanguíneos, etc., e a sua adaptabilidade individual é relativamente fraca. A regra dos pontos caraterísticos é também facilmente afetada pelas diferenças individuais e pelo ruído ambiental, sendo também difícil determinar os pontos caraterísticos. As estatísticas do St Thomas' Hospital, um grande hospital universitário de Londres, no Reino Unido, revelaram que 26% dos monitores automáticos de tensão arterial não estavam qualificados, a maior parte dos quais eram medidos utilizando o método oscilométrico[15]. O estudo de Muecke et al. também obteve resultados semelhantes[19].

Para além do método do som de Korotkoff e do método oscilométrico, o método não invasivo de medição da tensão arterial com alteração do volume sanguíneo é também um método intermitente. Trata-se de um método intermitente de medição da tensão arterial semelhante ao método oscilométrico. Investigadores como Wang Kuijian utilizaram este método para medir o volume sanguíneo dos dedos e convertê-lo em pressão arterial sistólica e pressão arterial diastólica[20].

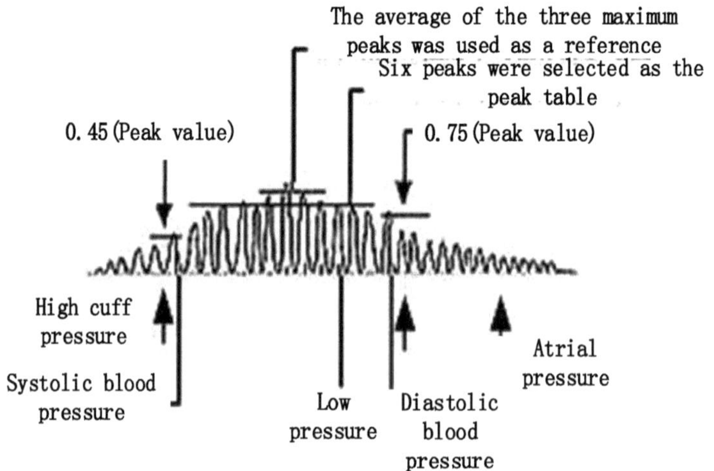

Fig. 1.3 Princípio do método oscilométrico de coeficiente proporcional

1.2.4 tonometria arterial

A base teórica da tonometria arterial é que, quando a pressão fora do vaso sanguíneo é igual a um determinado valor, a pressão sanguínea dentro do vaso sanguíneo é igual à pressão externa. Nesta altura, a pressão arterial pode ser obtida através da medição da pressão externa. Ao ajustar a pressão entre o sensor e a pele, a pressão transmural é zero. Neste momento, a amplitude da onda de pressão de pulso medida pelo sensor é a maior. O pico da curva de pressão obtida corresponde à pressão sistólica, e o vale corresponde à pressão diastólica[10]. A tonometria arterial foi proposta pela primeira vez por Pressman e Newgard em 1963. Eles utilizaram um tensiómetro de alta precisão para medir as alterações de pressão. No entanto, quando os factores fisiológicos do doente se alteram, é provável que ocorram erros[9, 21]. Com o desenvolvimento da tecnologia, Bahr e Petzke melhoraram este tensiómetro, utilizando um feedback eletrónico mais preciso para acompanhar as alterações da pressão, melhorando a precisão da medição[10]. O princípio da tensimetria é apresentado na Figura 1.4[2].

O método tensiométrico tem uma exatidão relativamente elevada e pode, basicamente, satisfazer os requisitos da medição contínua da tensão arterial. No entanto, este método é sensível à posição do sensor e requer uma precisão relativamente elevada do sensor de pressão. Por conseguinte, este método continua a ter muitos problemas na medição do movimento, na medição do seguimento a longo prazo e na operação simplificada[9].

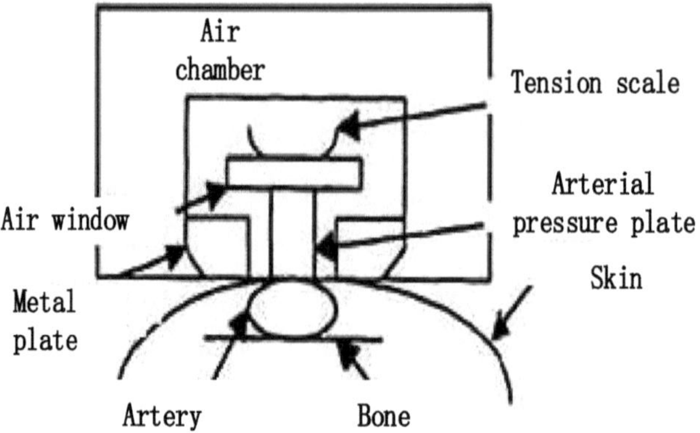

Fig. 1.4 Diagrama esquemático do método do tensiómetro

1.2.5 Método de compensação de volume

O método de compensação de volume, também conhecido como método de volume constante, foi proposto pela primeira vez por Penanz em 1973[9]. Em 1980, Yamakoshi. k[22]utilizou o método de compensação de volume para conseguir a monitorização contínua da pressão arterial. A base teórica consiste em colocar a artéria num estado de descarga através de um valor de pressão de referência pré-definido (Penaz recomenda que a pressão de referência pré-definida seja a pressão da braçadeira quando 1/3 do volume máximo da artéria), de modo a que o diâmetro da artéria não flutue com as alterações da pressão arterial, os vasos sanguíneos estão num estado de volume constante. Para manter os vasos sanguíneos num estado sem carga, é necessário utilizar um sistema de controlo de pressão servo de resposta rápida para ajustar a pressão externa em qualquer altura, de acordo com as alterações da pressão sanguínea, de modo a que os vasos sanguíneos arteriais estejam sempre num estado de volume constante. Desta forma, a pressão externa é igual à pressão arterial. A pressão sanguínea pode ser medida através da medição da pressão externa[9].

O método de compensação de volume reduz os erros através da predefinição da pressão de referência. Este método também pode medir continuamente a pressão arterial e é um método relativamente maduro de medição contínua da pressão arterial. Alguns instrumentos comerciais de medição contínua não invasiva da pressão arterial adoptaram este princípio para a medição. No entanto, devido à compressão do balão, a medição a longo prazo causará congestão venosa, o que provocará alguns efeitos secundários no doente e afectará também a precisão da medição[19]. O fluxograma de conceção do método de compensação do volume é apresentado na Figura 1.5[2].

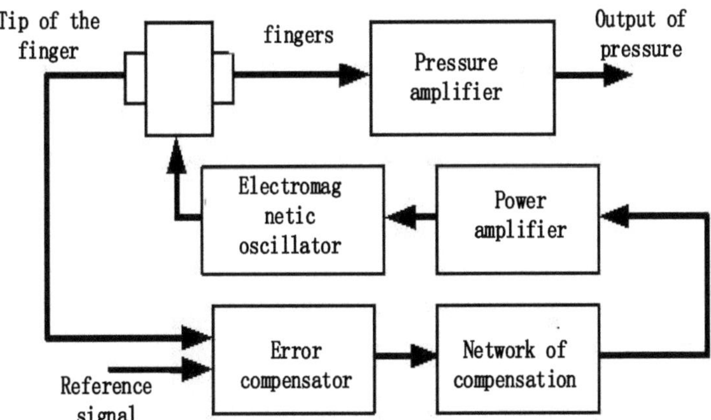

Fig. 1.5 Fluxograma do método de compensação de volume

1.2.6 Medição da velocidade da onda de pulso

A tonometria arterial e os métodos de compensação de volume são ambos sistemas de controlo de feedback relativamente complexos, difíceis de implementar e dispendiosos. Com base em necessidades práticas, espera-se que sejam utilizados métodos novos e eficazes para os substituir. A velocimetria das ondas de pulso é outro método de medição da pressão arterial. Em 1976, Brain Gribbin et al. propuseram a utilização da velocidade da onda de pulso (VOP) para medir continuamente as alterações da pressão arterial, tendo sido bem sucedidos, mas não conseguiram obter valores exactos da pressão arterial [9, 23]. Só no início da década de 1980 é que o japonês Tanaka calculou pela primeira vez a pressão arterial através da medição da VOP, mas a sua exatidão ainda não satisfazia os requisitos e precisava de ser melhorada[9].

O método de medição da velocidade da onda de pulso é também um dos pontos quentes da investigação atual, e as pessoas esperam melhorar a sua precisão de medição através de vários estudos. Existem muitos métodos para medir a velocidade da onda de pulso. Alguns utilizam o sinal do eletrocardiograma como sinal de partida, o sinal da onda de pulso do membro como sinal de corte (pode ser a artéria radial, a artéria braquial, a artéria do dedo, etc.) e a artéria braquial como sinal de partida. Os seus métodos de cálculo também são diversos. Em 2001, Maguire M e Ward T utilizaram as ondas de pulso da artéria braquial e da artéria do dedo para calcular a velocidade da onda de pulso[24]. No estudo, verificaram que a distância do coração às artérias das extremidades é difícil de medir com precisão devido às diferenças individuais e que os resultados são facilmente afectados por alguns factores fisiológicos, o que torna difícil garantir a precisão da medição. Mediram a pressão arterial utilizando a velocidade da onda de pulso da artéria braquial para a artéria do dedo porque a distância entre estes dois pontos é relativamente fácil de medir com exatidão. Em comparação com os resultados obtidos utilizando o sinal de ECG como sinal de partida, a correlação atingiu 0,700 (medição em tempo aleatório) e 0,6305 (medição em tempo igual)[24]. Em 1999, uma pesquisa realizada por Ryoichi Ochiai, Junzo Takeda e outros mostrou que melhores resultados podem ser obtidos ao se levar em conta o período pré-ejeção (PEP) no cálculo da pressão arterial[25]. Em 2009, Juan M. Padilla, Enrique J. Berjano e outros descobriram que existe uma grande relação entre a elasticidade dos vasos sanguíneos e a pressão arterial, e a introdução do rácio cintura-quadril (RCQ) pode melhorar os resultados da medição[26]. Por conseguinte, existem opiniões diferentes sobre qual é o melhor e qual é o pior, e cada um tem a sua própria retórica, não existindo ainda um método perfeito.

1.3 fisiologia cardiovascular

1.3.1 Mecanismo fisiológico da pressão arterial

O enchimento do sistema cardiovascular com sangue é a causa fundamental da pressão arterial. No vocabulário médico, a pressão média de enchimento circulatório é utilizada para exprimir o grau de enchimento do sangue no sistema circulatório. A pressão de enchimento média do sistema circulatório depende principalmente da relação relativa entre o volume de sangue e a capacidade do sistema circulatório. Se o volume de sangue aumentar ou a capacidade dos vasos sanguíneos diminuir, este valor aumentará e vice-versa. A função de ejeção causada pelo batimento periódico do coração é outro fator importante que causa a pressão arterial. A energia de ejeção gerada quando o ventrículo esquerdo se contrai pode ser dividida em duas partes. Uma parte é utilizada para promover o fluxo de sangue e pertence à energia cinética do sangue. A outra parte é utilizada para formar pressão lateral na parede dos vasos sanguíneos, provocando a dilatação dos vasos sanguíneos e fazendo com que estes acompanhem o batimento do coração. Batimentos periódicos, esta parte é o que conhecemos como pressão arterial[27].

A pressão arterial pode ser dividida em pressão venosa e pressão arterial. Aquilo a que normalmente chamamos pressão arterial é a pressão arterial num sentido restrito, ou seja, a pressão arterial (PA). A pressão arterial pode ser dividida em pressão arterial sistólica (PAS) e pressão arterial diastólica (PAD).

O enchimento de sangue no sistema circulatório e a função de ejeção do coração são os dois factores básicos que formam a pressão arterial. Além disso, a resistência periférica do sistema circulatório formada pela resistência das arteríolas e arteríolas é também outro fator que forma a pressão arterial. Se não houver resistência periférica, a quantidade de sangue injectada nas artérias pelo coração será sempre igual à quantidade de sangue que sai do sistema arterial (referindo-se à quantidade de sangue que sai do sistema arterial para os capilares e veias). Toda a energia gerada pela contração ventricular é convertida em fluxo sanguíneo. A energia cinética não cria pressão sanguínea contra as paredes laterais das artérias. A complacência da parede arterial também afecta a pressão arterial e a complacência é inversamente proporcional à alteração da pressão arterial. Quanto maior for a complacência, menor será o aumento da pressão arterial causado pelo aumento de uma determinada quantidade de fluxo sanguíneo nos vasos sanguíneos[27].

1.3.2 Factores que afectam a pressão arterial

Os principais factores que determinam a pressão arterial são o enchimento de sangue no sistema circulatório, a função de ejeção do coração e a presença de resistência periférica. Assim, qualquer alteração que afecte estes factores irá provavelmente afetar a pressão arterial.

Os principais factores que afectam a pressão arterial são[27]:

1) Volume sistólico cardíaco: Quando a resistência periférica e a frequência cardíaca permanecem inalteradas, um aumento do volume sistólico cardíaco manifesta-se principalmente por um aumento da pressão arterial sistólica e um aumento da pressão de pulso (a diferença entre a pressão arterial sistólica e a pressão arterial diastólica).

2) Frequência cardíaca: Quando o volume sistólico e a resistência

periférica do coração permanecem inalterados, um aumento da frequência cardíaca provoca um aumento da pressão arterial diastólica e da pressão arterial sistólica, mas uma diminuição da pressão de pulso.

3) Resistência periférica: Quando o débito cardíaco se mantém inalterado, um aumento da resistência periférica total conduz a um aumento da pressão arterial sistólica e diastólica, mas a uma diminuição da pressão de pulso. A resistência periférica é principalmente afetada pelo calibre dos vasos de resistência nos músculos esqueléticos e nos órgãos abdominais, bem como pela viscosidade do sangue.

4) Propriedades anterógradas da aorta e da aorta: A diminuição da complacência enfraquece a função de reservatório elástico da aorta e da aorta e aumenta a pressão de pulso.

5) A relação entre o volume de sangue circulante e a capacidade do sistema vascular: A sua relação é compatível em circunstâncias normais. Após a perda de sangue, se o fluxo sanguíneo for reduzido sem grandes alterações no volume do sistema vascular, a pressão arterial diminuirá.

1.3.3 Informações fisiológicas das ondas de pulso

A contração cíclica do miocárdio é a base para a formação das ondas de pulso. Durante cada ciclo cardíaco, devido ao facto de estar cheia de sangue ejectado do ventrículo, a parede da artéria irá pulsar periodicamente à medida que a pressão no interior do tubo se altera. É a isto que chamamos pulso arterial, designado por pulsação. Nas partes superficiais das artérias do corpo, como a artéria braquial, a artéria radial e a artéria carótida, é possível sentir as suas flutuações periódicas com os dedos.

As caraterísticas da forma de onda das ondas de pulso são diferentes em diferentes artérias. Mas todas elas incluem membros ascendentes e descendentes[27].

1) Ramo ascendente: A área do ponto C ao ponto A, como mostra a Figura 1.6. Durante o período de ejeção rápida do ventrículo, a pressão arterial aumenta rapidamente e a parede do vaso sanguíneo expande-se, formando o ramo ascendente da onda de pulso. A inclinação e a amplitude do ramo ascendente são afectadas pela velocidade de ejeção, pelo débito cardíaco e pela resistência à ejeção.

2) Ramo descendente: Como mostra a Figura 1.6, na fase tardia da ejeção ventricular na área do ponto A ao ponto D, a velocidade de ejeção diminui, a pressão arterial baixa rapidamente e o ventrículo relaxa para formar o ramo descendente da onda de pulso.

A onda de pulso tem quatro pontos caraterísticos óbvios, como mostra a Figura 1.6, que são a onda principal, a pré-onda dicrótica, o istmo descendente (o entalhe da onda dicrótica) e a onda dicrótica.

Estudos clínicos demonstraram que, à medida que factores como a resistência periférica dos vasos sanguíneos, a complacência da parede dos vasos sanguíneos e a viscosidade do sangue se alteram, as caraterísticas da onda de pulso do corpo humano mudam regularmente[28]. Por exemplo, a resistência periférica dos vasos sanguíneos nos jovens é menor, a complacência dos vasos sanguíneos é melhor, os ramos ascendente e descendente da onda de pulso são mais acentuados e o istmo descendente é mais profundo.

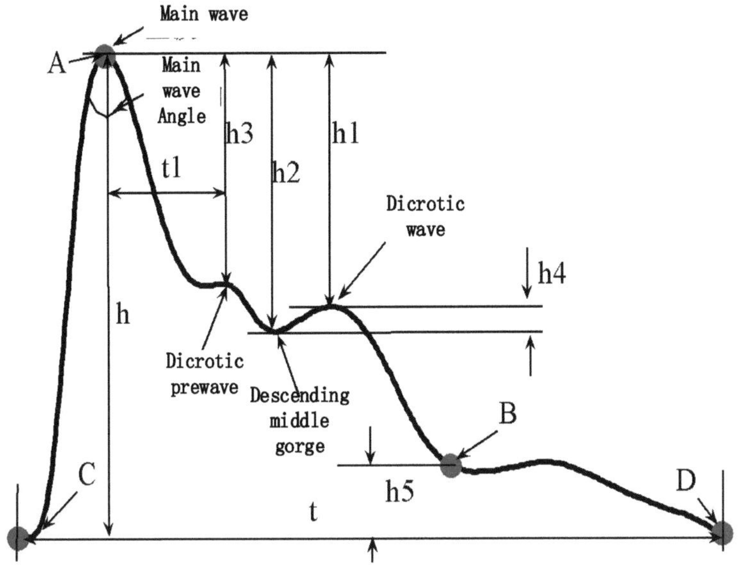

Fig.1.6 Forma de onda de impulso típica

1.4 Conteúdo da investigação

O principal conteúdo de pesquisa deste tópico é explorar novos parâmetros para avaliar a elasticidade vascular através da análise da artéria radial no domínio da frequência. Utilizando esse parâmetro e a velocidade da onda de pulso, analisar se suas alterações causarão mudanças regulares na pressão arterial sistólica e diastólica entre diferentes indivíduos. Por conseguinte, pode ajudar a medir a pressão sanguínea utilizando a velocidade da onda de pulso, reduzir ou eliminar a necessidade de calibrar os parâmetros da medição da pressão sanguínea fórmula antes de cada medição da pressão sanguínea, melhorar a utilização do método da velocidade da onda de pulso para a medição contínua não invasiva da pressão sanguínea, tornar a medição da pressão sanguínea mais conveniente, reduzir o erro de medição introduzido por outros métodos de medição da pressão sanguínea na ligação de calibração dos parâmetros e prestar assistência na prevenção, diagnóstico e tratamento de doenças cardiovasculares.

Os principais trabalhos a realizar incluem os seguintes aspectos:

1) Preparação: Pesquisar e ler a literatura nacional e estrangeira relevante, compreender o estado da investigação da medição contínua não invasiva da tensão arterial no país e no estrangeiro, encontrar o ponto de entrada da investigação deste tópico e propor uma nova solução para melhorar a medição não invasiva da tensão arterial.

2) Construção da plataforma de aquisição de sinais: A plataforma de aquisição deste tópico inclui a plataforma de aquisição de hardware e a plataforma de aquisição do computador central. Esta investigação precisa de recolher sinais de ondas de pulso e de ECG através da plataforma de aquisição. Por conseguinte, é necessário conceber e construir uma plataforma de hardware de aquisição de sinais de onda de pulso e de ECG, enviá-la para o computador anfitrião, utilizar o computador anfitrião para recolher e guardar os sinais de ECG e de onda de pulso e registar as medições ao mesmo tempo. pressão arterial, idade, pressão arterial diastólica, pressão arterial sistólica, comprimento do braço e outros parâmetros. A comunicação entre o computador inferior e o computador superior adopta o método de comunicação por porta série para a transmissão de dados e utiliza o microcontrolador LPC921 de alto desempenho produzido pela NXP para completar a recolha e a transmissão de dados. A plataforma de aquisição do computador superior é escrita utilizando o software gráfico de instrumento virtual Labview da National Instruments Corporation.

3) Conceber um plano experimental: Conceber um plano experimental exequível com base nos dados que é necessário recolher e nos projectos de investigação que precisam de ser concluídos. Através dos

sinais de ondas de pulso previamente recolhidos de um total de 80 indivíduos de várias idades, a relação entre as ondas de pulso e a elasticidade dos vasos sanguíneos foi analisada no domínio da frequência e foram extraídos novos parâmetros para avaliar a elasticidade dos vasos sanguíneos. Em seguida, a plataforma de recolha foi utilizada para recolher parâmetros como sinais de ECG, sinais de ondas de pulso, pressão arterial, idade, pressão arterial diastólica, pressão arterial sistólica e comprimento do braço de cinco indivíduos para analisar os factores que influenciam as alterações da pressão arterial.

4) Implementação de programa de análise de software: Os dados e informações do testador recolhidos através da plataforma de aquisição de sinais apenas completam o trabalho preliminar deste tópico. Os dados recolhidos podem ser analisados para atingir o objetivo de investigação deste tópico. A análise de dados utiliza o software MATLAB da American MathWorks Company para a programação e a ferramenta de análise de dados do software Microsoft Excel para a análise de regressão.

5) Analisar os resultados experimentais e resumir a investigação sobre este tema: Analisar os resultados experimentais, resumir os pontos mais importantes e as lacunas desta investigação, fornecer referências a outros investigadores e lançar as bases para novas investigações.

Capítulo 2 Construção da plataforma de aquisição de sinais

A plataforma de aquisição de sinais deste projeto é constituída por duas partes: o circuito de aquisição de hardware e a plataforma de aquisição do computador anfitrião. O circuito de hardware de aquisição de sinal inclui a parte do sensor, a parte do circuito de condicionamento do sinal analógico, a parte de conversão analógico-digital e a parte de comunicação de dados. Várias secções deste capítulo descreverão as partes acima referidas.

2.1 ECG e sensores piezoeléctricos de ondas de pulso

2.1.1 Sensor ECG

Existe um tipo de cardiomiócito autónomo no miocárdio que pode gerar automaticamente uma excitação rítmica. Através da condução de potenciais de ação, estes fazem com que os cardiomiócitos produzam movimentos de contração regulares, conduzam a contração do coração, transportem o sangue arterial para vários tecidos do corpo e bombeiem de volta o sangue venoso. A ação do músculo cardíaco é o ponto de partida para a circulação sanguínea. A ação do miocárdio pode ser detectada através da deteção do eletrocardiograma na superfície do corpo.

O sinal ECG é um sinal bioelétrico no fundo de um ruído fraco, de baixa frequência e forte. A gama de amplitude do sinal é de 0,5~4mV, e a gama de frequência é de 0,01Hz~250Hz. Para obter o sinal, é necessário passar pelo elétrodo de deteção biológica. O elétrodo forma uma interface eletroquímica entre a condutividade dos iões no organismo e o sistema de condutividade eletrónica do metal, que pode realizar a conversão mútua do fluxo de iões e do fluxo de electrões, formando assim um circuito de corrente entre o organismo e o instrumento de medição para detetar sinais electrofisiológicos fracos. O elétrodo recolhe sinais eléctricos com base no princípio da meia célula. Quando um determinado metal é imerso numa solução electrolítica que contém este ião metálico, os átomos do metal perdem alguns electrões para a solução e os iões da solução também se depositam no elétrodo metálico. Quando estes dois processos estão equilibrados, a distribuição de carga do metal A é formada na superfície de contacto com a solução electrolítica e é estabelecida uma diferença de potencial equilibrada. Esta diferença de potencial é uma quantidade definida para um determinado metal e solução de eletrólito. Esta combinação de metal e eletrólito é como metade de uma pilha de eletrólito, chamada meia célula, e a sua diferença de potencial é chamada potencial de meia célula. O tecido vivo de um organismo é uma solução electrolítica que contém uma variedade de componentes de iões metálicos. Quando o elétrodo entra em contacto com a superfície do tecido, forma-se uma meia pilha entre o elétrodo e o tecido. Quando os eléctrodos se encontram em equilíbrio estático com a solução electrolítica, não circula qualquer corrente através deles. Mas quando o instrumento de medição está ligado e o circuito de medição forma um laço com o corpo humano, a corrente flui através desta interface. O equilíbrio original é quebrado e a tensão de polarização é gerada. Os eléctrodos dividem-se em eléctrodos polarizados e eléctrodos não polarizados. Os eléctrodos polarizados são quando a corrente flui através do elétrodo e do eletrólito, não há transferência de carga substancial na interface e forma-se um efeito de capacitância na interface, resultando numa dupla camada eléctrica e num sobrepotencial de concentração. Os eléctrodos totalmente polarizados podem ser fabricados a partir de materiais metálicos nobres inertes, como Ag, Pt e Au. A corrente aplicada externamente pode passar livremente através da interface elétrodo-eletrólito do elétrodo não polarizado sem gerar um sobrepotencial. O Ag/AgCl é um elétrodo não polarizado comummente utilizado, as suas caraterísticas são próximas das de um elétrodo completamente não polarizado e as suas caraterísticas de resposta em frequência são relativamente ideais, pelo que este projeto decidiu utilizar um elétrodo Ag/AgCl. A sua estrutura é apresentada na Figura 2.1.

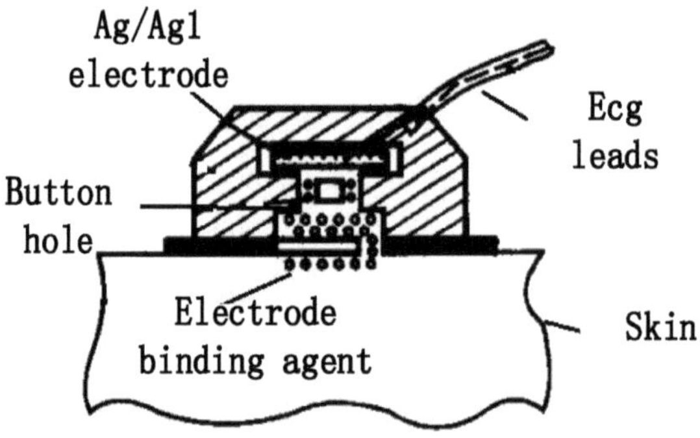

Fig. 2.1 Elétrodo Ag/Agl

O sinal elétrico recolhido pelo elétrodo de Ag/AgCl continua a ser um sinal fraco e tem de ser transmitido para a extremidade dianteira da recolha de sinais através do elétrodo de ECG com uma camada de proteção. As derivações de ECG deste projeto utilizam as derivações de ECG do monitor BeneView T5 produzido pela Shenzhen Mindray International Medical.

2.1.2 Sensor piezoelétrico

Em 1969, Kawai descobriu que a película de fluoreto de polivinilideno (PVDF) que foi esticada em Danzhou e polarizada sob alta temperatura e forte campo elétrico tem boas propriedades piezoeléctricas. A piezoeletricidade da película de fluoreto de polivinilideno extraída através da moderna tecnologia de processamento As caraterísticas foram muito melhoradas. A sua constante piezoeléctrica é 10-20 vezes superior à da cerâmica piezoeléctrica PZT, mas a sua densidade é apenas 1/4 da mesma[2, 29]. A sua resposta no domínio da frequência atinge 0,1-10MHz. A membrana de material PVDF é macia e tem um bom efeito de isolamento nos sinais sonoros, reduzindo a interferência do ruído ambiental. É um meio ideal de sensor de pressão de onda de pulso. A relação entre a carga de saída da película piezoeléctrica e a pressão é apresentada na fórmula (2.1).

$$q_i = d_{ij}\sigma_j; \quad Q_i = d_{ij}F_j \qquad (.)$$

qire representa a carga produzida por unidade de área da película,Qire representa a carga total produzida pela película,σjrepresenta a tensão suportada pela película,Fjrepresenta a força externa suportada pela película,dijrepresenta a constante de deformação piezoeléctrica da película[2].

Este projeto utiliza o sensor de ondas de impulso HK-2000B produzido pelo Hefei Huake Electronics Research Institute. Utiliza um processo altamente integrado para integrar a película piezoeléctrica PVDF, o módulo de compensação de temperatura e o circuito de condicionamento de sinal preliminar no interior do sensor, com boa consistência. Os seus principais parâmetros e indicadores são:

1) Gama de pressão: -50～ +300mmHg;

2) Sensibilidade: 2000uV/mmHg;

3) Precisão: 0,5%;

4) Repetibilidade: 0,5%.

2.2 Circuito de condicionamento do sinal analógico

2.2.1 Circuito de condicionamento do sinal ECG

O circuito analógico de condicionamento do ECG inclui principalmente circuitos de supressão e proteção contra interferências de entrada, circuitos pré-amplificadores, circuitos pré-amplificadores e pós-amplificadores, circuitos de filtro passa-baixo, circuitos de entalhe de 50 Hz, constantes de tempo RC e circuitos de reposição da linha de base, bem como circuitos de acionamento da perna direita e de acionamento blindado. O seu diagrama de estrutura geral é apresentado na figura 2.2.

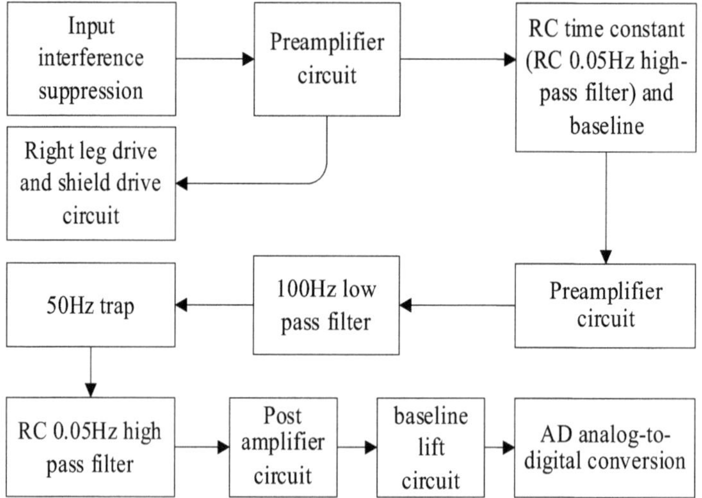

Fig.2.2 Diagrama de estrutura do circuito de condicionamento do sinal ECG

2.2.1.1 Circuito de proteção e supressão de interferências de entrada

Embora os sinais ECG recolhidos pelos eléctrodos sejam transmitidos para a extremidade dianteira do circuito de condicionamento do sinal através dos cabos ECG blindados, o ruído ambiental continuará a ser mais ou menos acoplado ao circuito de condicionamento. Por conseguinte, é adicionado um circuito de supressão e proteção de interferências à extremidade de entrada deste projeto para suprimir as interferências de alta frequência e proteger a extremidade de entrada do circuito, reduzir as fontes de interferência, proteger a extremidade de entrada do circuito de aquisição e evitar que a amplitude do sinal de entrada exceda a gama e danifique o circuito. O circuito de supressão e proteção das interferências de entrada é apresentado na Figura 2.3.

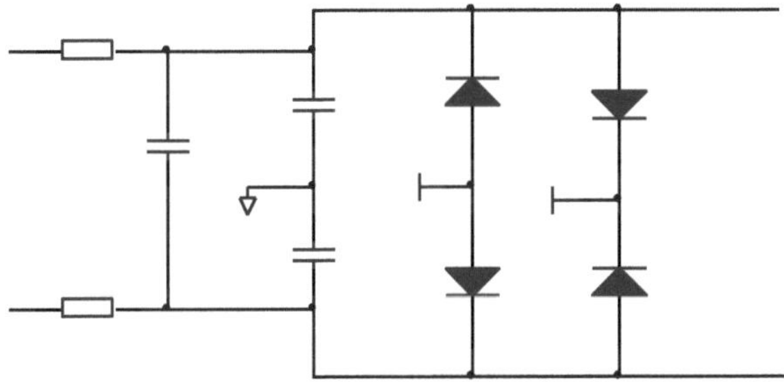

Fig. 2.3 Circuito de supressão e proteção

Fig. Entre eles, C1, C2a e C2b constituem o condensador de filtro de interferência de modo diferencial, C2a e C2b constituem o condensador de supressão de interferência de modo comum, D1, D2, D3 e D4 suprimem o sinal de entrada superior à gama positiva e negativa de 8V para proteger o circuito de back-end. O sinal de modo diferencial na Figura 2.3.-3dB frequência de corte passa-baixo fDL é mostrado na fórmula(2.2)(R=Ra+Rb, C2=Ca=Cb), sinal de modo comum -3dB frequência de corte passa-baixo fCL é mostrado na fórmula(2.3).

$$f_{DL} = \frac{1}{4\pi R(C_1 + 0.5C_2)} \approx 531Hz \qquad (.)$$

$$f_{CL} = \frac{1}{2\pi RC_2} \approx 1592Hz \quad (.)$$

2.2.1.2 Circuito pré-amplificador

O ambiente de medição dos sinais ECG contém uma variedade de interferências electromagnéticas e ruído ambiental, que são extremamente prejudiciais para a recolha de sinais ECG e podem submergir completamente os sinais ECG no ruído. Estes são acoplados ao sistema de aquisição através do acoplamento de fios, do acoplamento de impedância comum, do acoplamento de campos eléctricos e magnéticos, do acoplamento capacitivo, do acoplamento indutivo, etc. Para além de utilizar cabos blindados e de se manter afastado de fontes de interferência, um circuito pré-amplificador bem concebido é muito importante, uma vez que desempenha um papel decisivo na recolha de sinais ECG. O pré-amplificador deve ter um rácio de rejeição de modo comum elevado e tentar ultrapassar a tensão de polarização de modo comum e os sinais de interferência da frequência de alimentação de 50 Hz.

Quando os potenciais de polarização dos dois terminais de entrada do elétrodo não são iguais, isto introduzirá uma interferência de modo diferencial. Devido a estas caraterísticas, o fator de amplificação do circuito pré-amplificador, que é um circuito amplificador de modo diferencial, não deve ser demasiado elevado. Uma amplificação excessiva fará com que o pré-amplificador se desvie da gama de funcionamento linear. O fator de amplificação do circuito pré-amplificador do circuito de aquisição de ECG não é geralmente superior a 20 vezes. Este tópico usa o amplificador de instrumentação INA114 produzido pela Texas Instruments para projetar o circuito pré-amplificador. O INA114 é um amplificador de instrumentação com excelente desempenho. Pode definir livremente qualquer valor de ganho entre 1 e 10000, bastando alterar a resistência externa. Sua proteção interna de entrada de sobretensão pode suportar uma faixa de tensão de ± 40V, e a tensão de deslocamento máxima é de apenas 50μV. O desvio máximo é de 0.25μV / °C, a corrente de deslocamento de entrada máxima é de apenas 2nA, a taxa de rejeição de modo comum é tão alta quanto 115dB, a faixa de tensão de alimentação é de ± 2.25V a ± 18V e a temperatura operacional é de -40 °C a + 85 °C [30] , tais caraterísticas já podem atender aos requisitos de coleta de sinal de ECG. O diagrama esquemático interno do INA114 é mostrado comoFig.2.4 2.4.

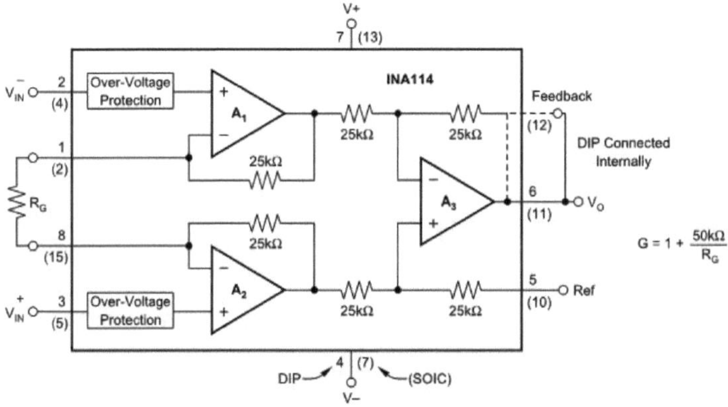

Fig.2.4 Diagrama esquemático interno do INA114

O circuito pré-amplificador concebido neste projeto utilizando o INA114 é apresentado na Fig. 2.5.

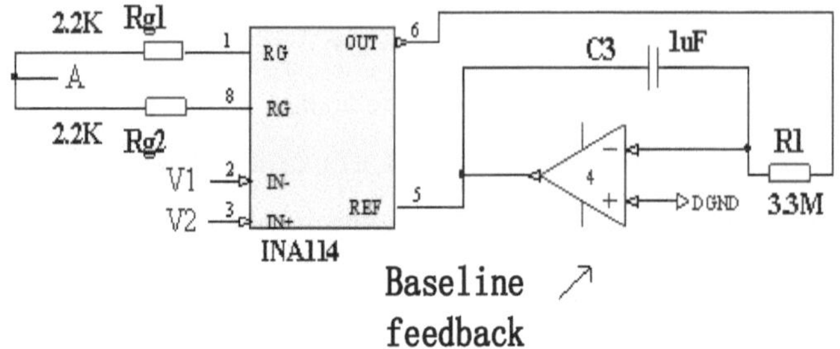

Fig. 2.5 Circuito pré-amplificador

O fator de ampliação é apresentado na fórmula (2.4).

$$G = 1 + \frac{50K\Omega}{Rg1 + Rg2} \approx 12 \qquad (.)$$

Para estabilizar a linha de base, na parte do circuito do pré-amplificador, este projeto concebeu um circuito para estabilizar a linha de base e reduzir o desvio da linha de base do sinal ECG. A estabilização da linha de base é conseguida através da retroalimentação do sinal de baixa frequência de 0,05 Hz do sinal de saída do terminal de saída do pré-amplificador para o terminal de referência do INA114 através de um filtro passa-baixo para filtrar a linha de base.

2.2.1.3 Circuito de acionamento da blindagem da fase de acionamento da perna direita

Basta utilizar cabos blindados e conceber um circuito pré-amplificador utilizando um amplificador de instrumentação para suprimir a interferência de sinal de modo comum e não conseguir filtrar completamente a interferência, pelo que devem ser utilizados outros métodos para reduzir ainda mais a interferência de modo comum. A tecnologia de acionamento com perna direita e de acionamento blindado são medidas eficazes para reduzir a interferência de modo comum.

A utilização do circuito de acionamento da perna direita em vez de ligar diretamente à terra a perna direita pode reduzir significativamente a interferência de modo comum sem sacrificar o sinal de ECG. Trata-se de uma boa solução de supressão do modo comum. O seu circuito de acionamento é apresentado na Fig. 2.6.

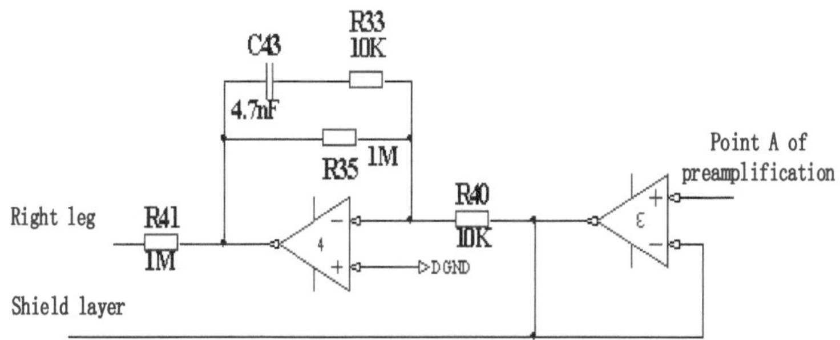

Fig. 2.6 Circuito de acionamento da perna direita e da blindagem

Uma vez que o condutor da perna direita é utilizado em vez de ligar diretamente à terra a perna direita, existe um circuito de retorno da tensão de interferência CA. O valor da resistência R41 não pode ser demasiado pequeno. Este circuito da plataforma de aquisição utiliza uma resistência de 1 megohm. Proteger o corpo humano do perigo de choque elétrico.

As derivações de ECG são normalmente muito longas, até 2 metros de comprimento, e as derivações são envolvidas numa camada de proteção. A capacitância parasita para a terra ocorre entre a linha de sinal e a blindagem, como mostraFig. 2.7. Quando os dois condensadores não são completamente iguais (a igualdade completa é impossível), o sinal de modo comum será convertido num sinal de modo diferencial e será introduzida interferência no circuito de medição. Por isso, ao projetar o circuito, este tópico utilizaFig. O controlador de blindagem mostrado na Figura 2.6 alimenta o sinal de modo comum de volta à camada de blindagem para reduzir a interferência de modo comum.

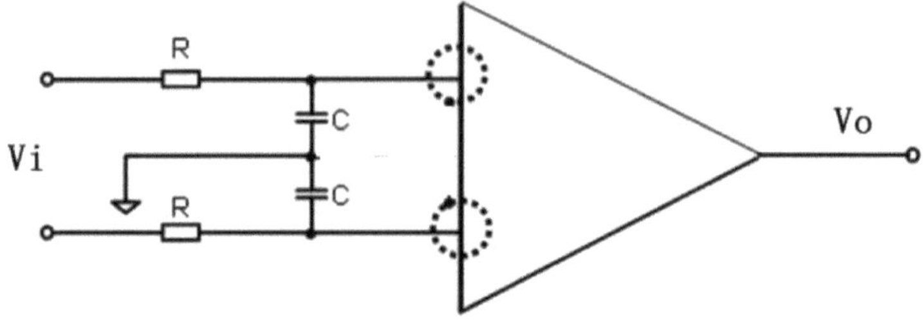

Fig. 2.7 Capacitância parasita do fio condutor

2.2.1.4 Constante de tempo RC e circuito de reposição da linha de base

O circuito de constante de tempo RC é, na realidade, um circuito de filtro passa-alto composto por uma rede de resistências-capacitores. A gama de frequências do sinal de ECG do corpo humano concentra-se principalmente na gama de 0,03Hz-100Hz. Este tópico utiliza principalmente o sinal de ECG como o momento inicial da condução da onda de pulso. A filtragem passa-alto com uma frequência de corte de 0,05Hz pode satisfazer os requisitos da investigação, de modo a que o sinal possa ser transmitido ao circuito de processamento de nível seguinte sem distorção.

Depois de ser processado pelo circuito pré-amplificador, o sinal de ECG passa pelo filtro passa-alto de 0,05 Hz, composto por R23 e C30 , e depois entra no circuito pré-amplificador. Quando as derivações do ECG são comutadas, a tensão de polarização que entra no sinal de ECG sofre uma mutação e a sua amplitude pode atingir centenas de milivolts [31] , que é muito maior do que a amplitude do sinal de ECG e pode afogar o sinal de ECG. Os valores de R_{23}e C_{30}são 3,3 megohms e 1 microfarad, respetivamente, com constantes de tempo tão longas como τ =3,3 segundos. Supondo que a tensão introduzida pelo circuito RC de constante de tempo quando a tensão do elétrodo muda subitamente é ΔU, então esta tensão diminuirá exponencialmente de acordo com a fórmula . Se a amplitude de ΔU for 100 vezes superior ao sinal de ECG, calculada de acordo com a fórmula , após 19,8 segundos, a linha de base do ECG continua a ser 0,248 vezes superior ao sinal de ECG. Por conseguinte, o circuito de reinicialização do ECG apresentado emFig. é concebido aqui. Quando o desvio da linha de base é demasiado grande, o condensador é rapidamente descarregado através do bypass composto por dois transístores Q1 e Q2, que desempenha o papel de repor a linha de base a zero.

O princípio de funcionamento do circuito de reinicialização é o seguinte quando o botão (pode ser ligado à porta I/O do microcontrolador e controlado pelo microcontrolador) não funciona, o potencial no ponto B_Q1 é de -8V e o potencial no ponto B_Q2 é de +8V, então Q1 e Q2 não estão ligados, o circuito de reset-to-zero não funciona; quando o botão é premido, o potencial no ponto B_Q1 é +8V, o potencial no ponto B_Q2 é -8V, o circuito de reposição a zero funciona, e quando o potencial da rede de filtragem RC é negativo, é descarregado através de Q2 , rapidamente reposto a zero, e quando é positivo, será reposto a zero através de Q1.

$$U = \Delta U e^{-t/\tau} \qquad (.)$$

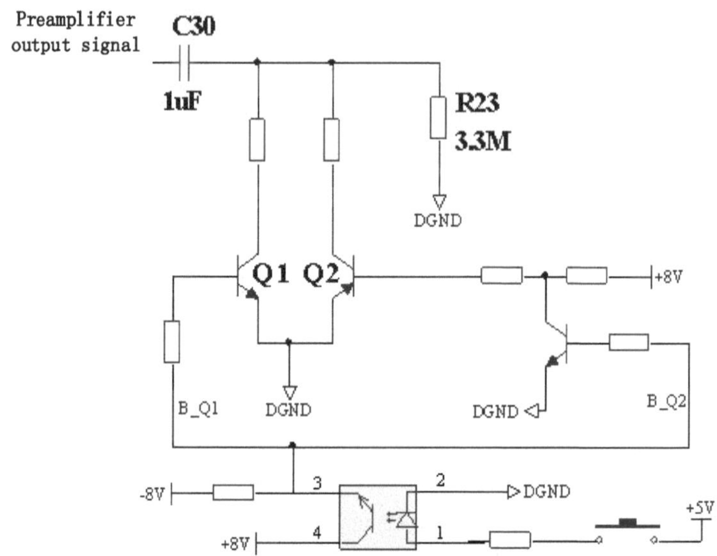

Fig. 2.8 Filtro RC e circuito de retorno zero da linha de base

2.2.1.5 Circuito pré-amplificador e pós-amplificador

O circuito de amplificação é dividido em duas partes: pré-amplificação e pós-amplificação. O fator de amplificação da fase frontal é de cerca de 20 vezes e o fator de amplificação do circuito de pós-amplificação é ajustável. Para reduzir ainda mais o desvio da linha de base antes da amplificação pós-estágio, é também adicionada uma rede de filtro passa-alto de 0,05 Hz. O seu circuito é o apresentado.

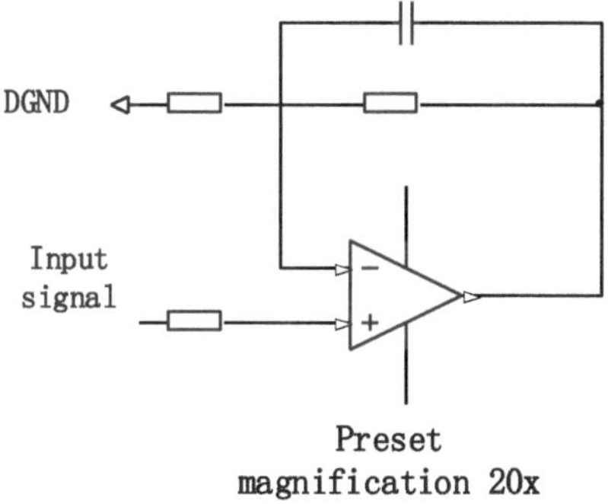

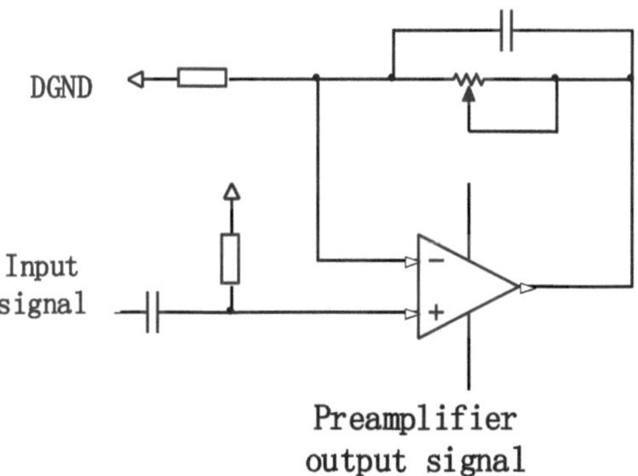

Fig. .01 Circuito de amplificação

2.2.1.6 circuito do filtro passa-baixo

O sinal ECG está principalmente dentro dos 100Hz, pelo que o circuito do filtro passa-baixo utiliza um filtro passa-baixo de segunda ordem com uma frequência de corte de 100Hz. O seu circuito é apresentado emFig.

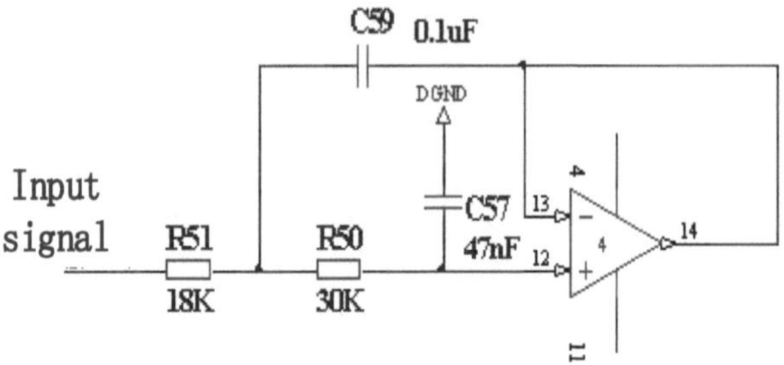

Fig. 2.10 Circuito do filtro passa-baixo

A frequência de corte é apresentada na fórmula .

$$f_L = \frac{1}{2\pi}\sqrt{\frac{1}{R_{51}R_{50}C_{59}C_{57}}} \approx 100Hz \qquad (.)$$

Utilizar o software de simulação Multisim para simular o circuito apresentado emFig. re2.10, e os resultados obtidos são os apresentados emFig. 2.11.

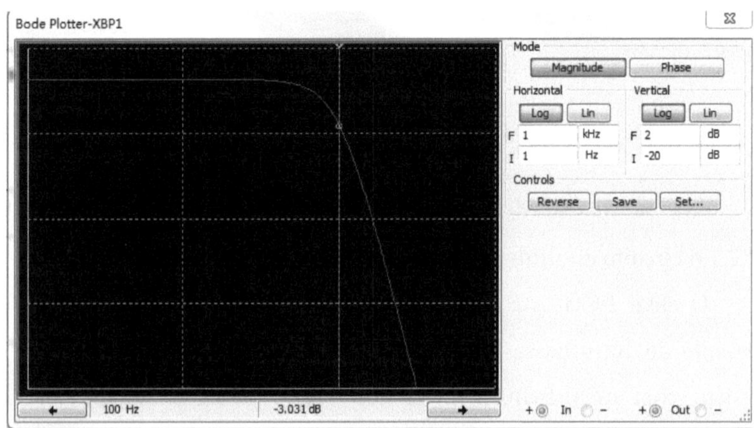

Fig. 2.11 Resultados da simulação do circuito do filtro passa-baixo

2.2.1.7 Sifão de 50Hz

A interferência da frequência de alimentação de 50 Hz é uma das principais fontes de interferência que afectam a recolha de sinais ECG, sendo um sinal de interferência de modo comum. A interferência de modo comum é suprimida através da adoção de fios blindados , do acionamento da perna direita, do acionamento blindado e da utilização de um pré-amplificador com uma elevada taxa de rejeição de modo comum para configurar um circuito pré-amplificador. A interferência de frequência de potência de 50 Hz continua a ser acoplada ao circuito de medição através de vários canais e a frequência de 50 Hz está dentro da banda de frequência do sinal de ECG. Não pode ser filtrada por uma filtragem passa-baixo ou passa-alto. Só pode ser concebida através da conceção de um filtro de entalhe especial de 50Hz. Filtro de saída. Este tópico utiliza uma armadilha ativa de duplo T composta por dois amplificadores operacionais para conceber uma armadilha de 50 Hz. O diagrama do circuito é apresentado emFig. .12.

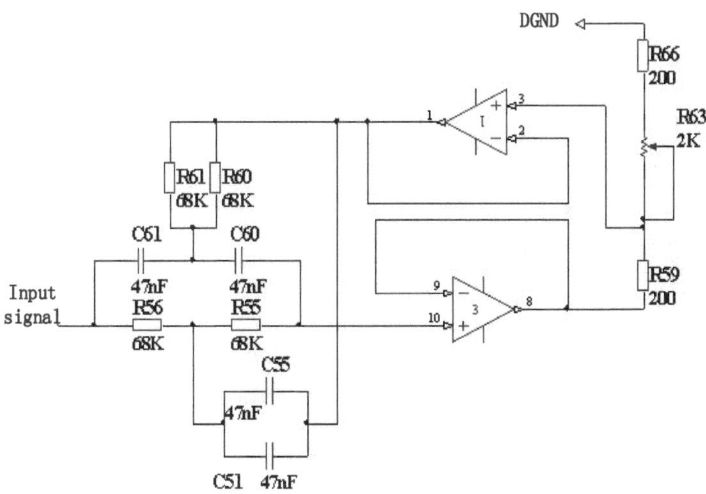

Fig. 2.12 Filtro de entalhe de 50Hz

O fator de qualidade do filtro de entalhe Q=1/4(1- β). Ajustando R66, R63 e R59, podem obter-se diferentes coeficientes de feedback β (0< β <1), alterando assim o valor de Q. A largura da banda de paragem do entalhe pode ser alterada através da alteração do valor Q. Quanto maior for o valor Q, mais estreita é a banda de paragem e, inversamente, mais pequena é a banda de paragem. Uma vez que a interferência da frequência de potência de 50Hz pertence à gama de frequências do sinal ECG, o valor Q deve ser adequado e não deve ser demasiado pequeno. Se for demasiado pequeno, o sinal ECG útil será filtrado e o sinal ECG recolhido será distorcido. Supondo que R=R61=R60=R56=R55, C=C61=C60=C55=C51, então a frequência de entalhe $f_0$do filtro de entalhe é a indicada na fórmula .

$$f_0 = \frac{1}{2\pi RC} \quad (.)$$

Os resultados da simulação das armadilhas apresentados emFig. utilizando o software de simulação Multisim são os apresentados emFig.

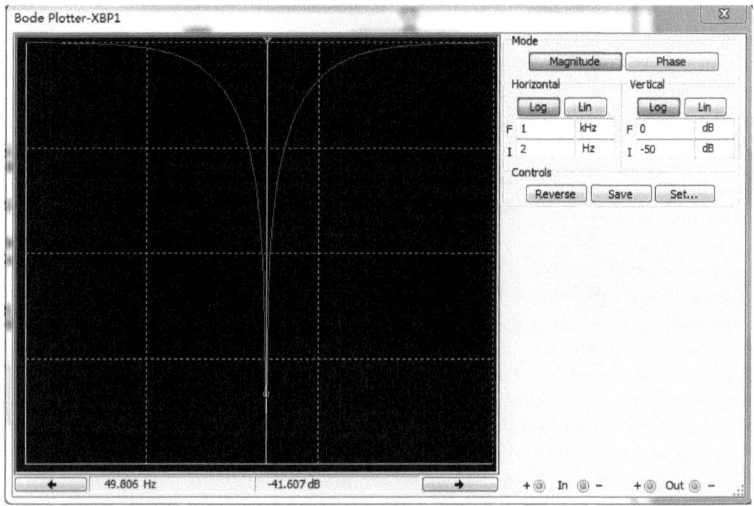

Fig. 2.13 Resultados da simulação do filtro notch de 50Hz

2.2.1.8 circuito de elevação de base

A conversão analógico-digital AD utilizada neste projeto é o MAX1262 produzido pela Maxim Company, que adopta o modo unipolar.

Portanto, o sinal de entrada para o chip de conversão analógico-digital AD precisa ser elevado a uma faixa de todas as tensões positivas. Para o efeito, foi concebido um circuito de reforço da linha de base, como mostra a figura 2.14. Ajuste a linha de base ajustando o tamanho da resistência ajustável R89.

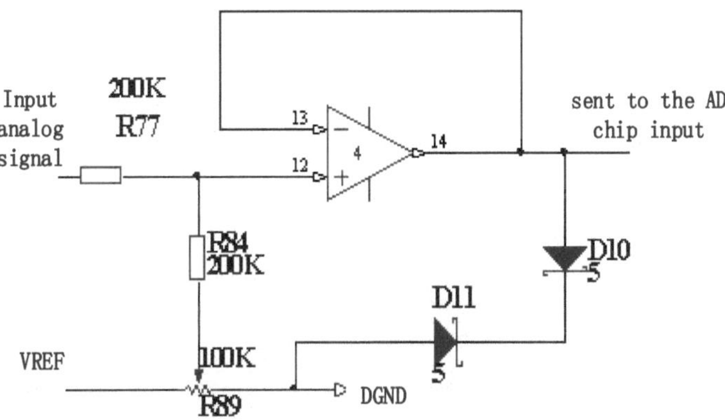

Fig. 2.14 Circuito de reforço de base

2.2.2 Circuito de condicionamento do sinal de onda pulsante

O condicionamento do sinal de onda de impulsos é constituído por um circuito de filtro passa-alto, um circuito de conversão de impedância, um circuito de filtro passa-baixo, um circuito de amplificação e um circuito de elevação da linha de base. O sinal de onda de impulso situa-se entre 0~ 40Hz, mas concentra-se principalmente na gama de 0,5~ 10Hz[32, 33], pelo que este circuito utiliza um circuito de filtro passa-alto de 0,5Hz e um circuito de filtro passa-baixo de 40Hz para filtrar o sinal de onda de impulso. O princípio do circuito de condicionamento do sinal de onda de impulsos é basicamente o mesmo que o do circuito de condicionamento do sinal de ECG na secção anterior. O diagrama do circuito é apresentado emFig. .15.

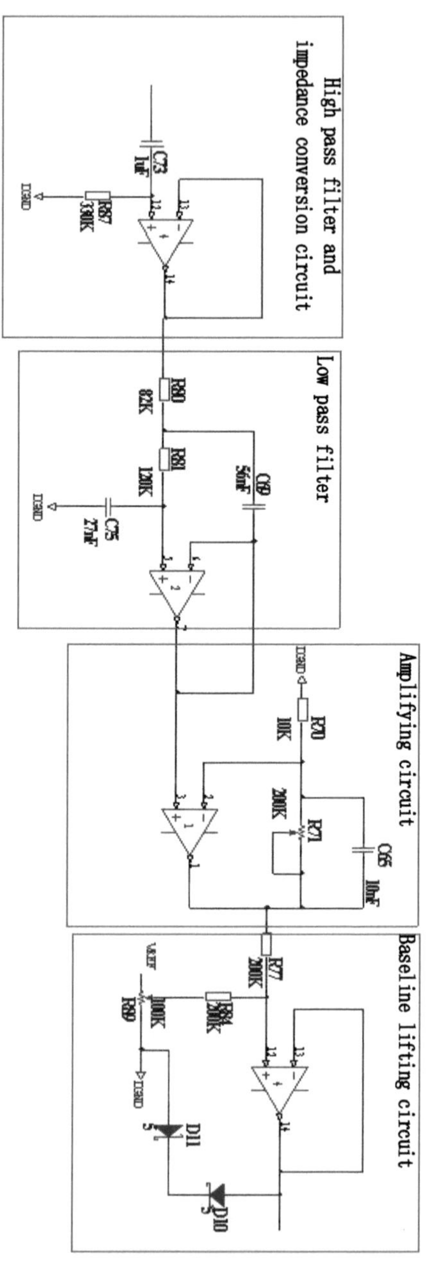

Fig. 2.15 Circuito de condicionamento do sinal de onda pulsada

2.3 Circuito de conversão analógico-digital e de comunicação de dados AD

O chip de conversão analógico-digital da plataforma de aquisição de sinais utiliza o chip de conversão AD de alto desempenho MAX1262 produzido pela Maxim Company. Tem um desempenho de baixo consumo de energia, precisão de 12 bits e linearidade de ±0,5 LSB. Tem um relógio interno na pastilha e uma amostragem/Keeper de banda larga de 6MHz de potência total, utilizando a estrutura ADC de aproximação sucessiva, pode acordar rapidamente (2μs), a velocidade máxima de amostragem é tão elevada como 400ksps, e adopta uma interface paralela para reduzir o tempo de comunicação entre o microcontrolador e o chip AD, o que é benéfico para aumentar a taxa de amostragem. A fonte de alimentação de trabalho pode ser uma fonte de alimentação única de +5V, que pode comunicar diretamente com um microcontrolador que funcione na gama de tensões de +2,7V a +5,5V [34] . A frequência de amostragem da plataforma de aquisição para este projeto é de 500Hz, e este chip de conversão AD pode satisfazer este requisito.

A plataforma de hardware de aquisição de sinal utiliza o isolamento de sinal digital para isolar eletricamente o circuito de condicionamento de sinal e o circuito de comunicação, tornando o circuito de medição flutuante para proteger o corpo humano e evitar acidentes com choques eléctricos causados pela ligação à terra comum entre o corpo humano e a fonte de alimentação. O isolamento do sinal de dados é conseguido utilizando o optoacoplador de alta velocidade 6N137 produzido pela Fairchild Company. O 6N137 é um acoplador ótico de alta velocidade de canal único. Contém um díodo emissor de luz AlGaAs de 850 nm de comprimento de onda e um detetor integrado. O detetor é constituído por um fotodíodo, um amplificador operacional linear de alto ganho e um coletor com pinça Schottky. Composto por transístores de circuito aberto, com funções de compensação de temperatura, corrente e tensão, elevado isolamento de entrada e saída, compatível com os níveis LSTTL e TTL , a velocidade de transmissão pode atingir 10 MBit/s, e a CMR é tão elevada como 10 kV/µs, o coeficiente de fan-out é 8, a gama de temperaturas de funcionamento é de -40°C +85°C~ [35] . O diagrama esquemático interno do 6N137 é apresentado emFig. .16. O princípio de funcionamento do optoacoplador 6N137 é o seguinte: a corrente entre os pinos 2 e 3 faz com que o díodo emissor de luz emita luz, a fonte de luz é transmitida ao díodo fotossensível através do canal ótico interno, o sinal de corrente é convertido num sinal de tensão através da fase de tampão e, em seguida, o sinal de nível é transmitido à porta AND; a outra extremidade de entrada da porta AND está ligada ao pino 7 como extremidade de ativação. Quando o pino 7 está num nível alto, o sinal de saída da porta AND é controlado pela extremidade de saída do buffer. Quando o pino 7 está a um nível baixo, a extremidade de saída da porta AND está a um nível baixo; a extremidade de saída da porta AND está ligada ao coletor do transístor integrado no acoplador ótico. Se o pino 6, como extremidade de saída, estiver ligado à extremidade da fonte de alimentação através de uma resistência pull-up e o coletor estiver a um nível baixo, o transístor não é ligado e o pino 6 produz um nível alto. Caso contrário, o transístor é ligado e o pino 6 produz um nível baixo. Por conseguinte, a tabela de verdade do optoacoplador 6N137 é apresentada comoTabela .1.

Tabela .2.1 Tabela verdade do optoacoplador 6N137

Estado de funcionamento do LED	Estado de 7 pinos	Estado da saída de 6 pinos
Condução	Nível elevado	Nível baixo
Não está a conduzir	Nível elevado	Nível elevado

Condução	Nível baixo	Nível elevado
Não está a conduzir	Nível baixo	Nível elevado

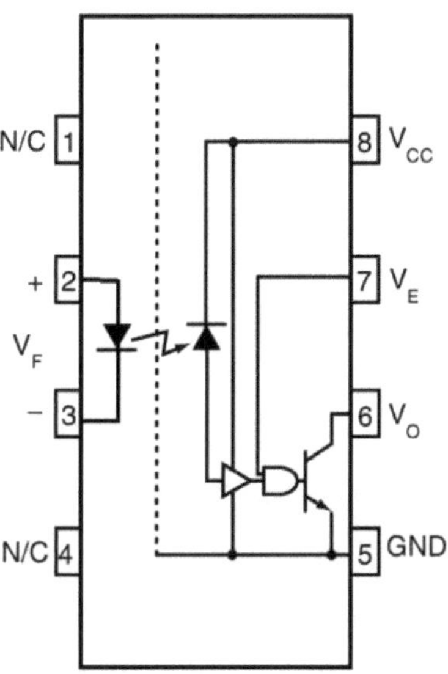

Fig. 2.16 Diagrama esquemático interno do 6N137

O microcontrolador LPC921 de 51 núcleos produzido pela NXP é usado para comunicação e leitura de dados de amostragem AD. O LPC921 tem uma forte capacidade anti-interferência e tem o seu próprio gerador de baud rate dedicado, integrando um oscilador RC de 7,373MHz (calibrado de fábrica para ±1 %). A frequência de funcionamento do microcontrolador pode ser alterada conforme necessário, definindo o valor do registo TRIM. Portanto, o LPC921 pode trabalhar em diferentes frequências sem qualquer oscilador externo. O LPC921 tem a vantagem de ter uma tensão de funcionamento baixa (2,4~3,6V) e a porta I/O pode suportar sinais de 5V (pode ser puxada para cima ou conduzida para 5,5V) [36] . A porta E/S pode ser configurada como uma porta quase bidirecional, saída de dreno aberto, push-pull e modo apenas de entrada, conforme necessário. Quando definida para o modo de dreno aberto, a porta E/S precisa de ser ligada a uma resistência pull-up externa para funcionar corretamente e pode ser utilizada como porta de entrada e de saída; quando em modo de entrada apenas, a porta E/S está num estado de alta impedância e só pode ser utilizada como porta de entrada; a definição está sujeita a No modo bidirecional, a porta E/S pode ser utilizada como porta de entrada e de saída; no modo push-pull, a porta E/S tem a capacidade de condução mais forte e pode ser utilizada como porta de entrada e saída; em todos os modos de funcionamento, a porta E/S tem uma entrada de disparo Mitt e um circuito de supressão de interferências, pelo que o LPC921 tem uma forte capacidade anti-interferência. A comunicação entre o microcontrolador e o computador anfitrião utiliza o método de comunicação da porta série. O chip MAX232 produzido pela Maxim Company efectua a conversão de nível e envia os dados para o computador anfitrião através da porta série. Os circuitos de conversão analógico-digital e de comunicação de dados do AD são apresentados em

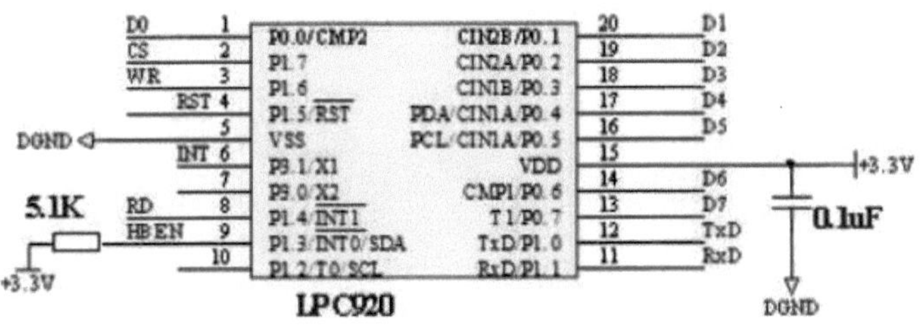
D0
CS
WR
RST
DGND
INT
5.1K
RD
HBEN
+3.3V
P0.0/CMP2
P1.7
P1.6
P1.5/RST
VSS
P3.1/X1
P3.0/X2
P1.4/INT1
P1.3/INT0/SDA
P1.2/T0/SCL
CIN2B/P0.1
CIN2A/P0.2
CIN1B/P0.3
PDA/CIN1A/P0.4
PCL/CIN1A/P0.5
VDD
CMP1/P0.6
T1/P0.7
TxD/P1.0
RxD/P1.1
D1
D2
D3
D4
D5
D6
D7
TxD
RxD
+3.3V
0.1uF
DGND
LPC920

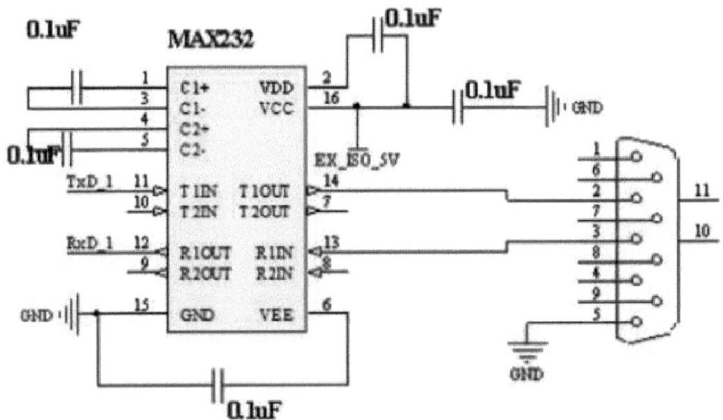
0.1uF
MAX232
0.1uF
0.1uF
C1+
C1-
C2+
C2-
VDD
VCC
GND
0.1uF
EX_ISO_5V
TxD_1
RxD_1
T1IN
T2IN
R1OUT
R2OUT
T1OUT
T2OUT
R1IN
R2IN
GND
GND
VEE
GND
0.1uF

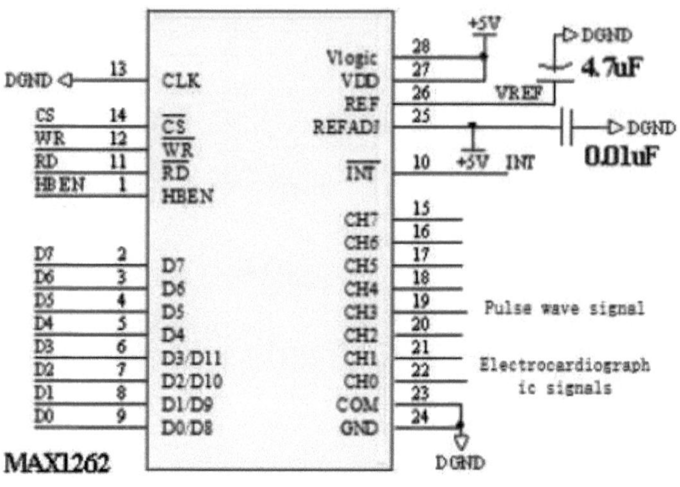
MAX1262
DGND
CLK
CS
WR
RD
HBEN
D7
D6
D5
D4
D3/D11
D2/D10
D1/D9
D0/D8
Vlogic
VDD
REF
REFADJ
INT
CH7
CH6
CH5
CH4
CH3
CH2
CH1
CH0
COM
GND
+5V
VREF
4.7uF
0.01uF
Pulse wave signal
Electrocardiograph ic signals

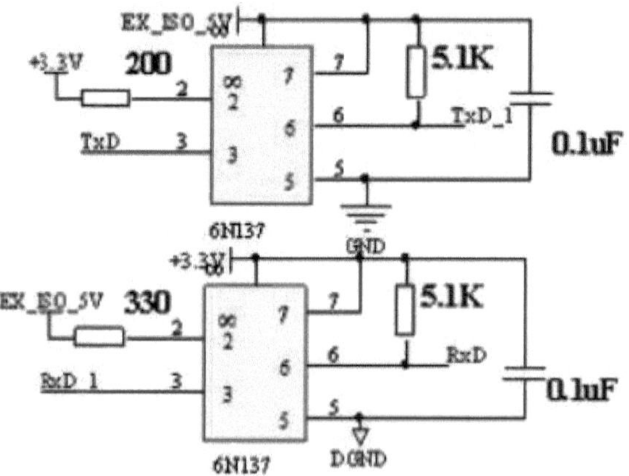
EX_ISO_5V
+3.3V
200
5.1K
TxD
TxD_1
0.1uF
6N137
GND
330
RxD_1
RxD
DGND

Fig. .17.

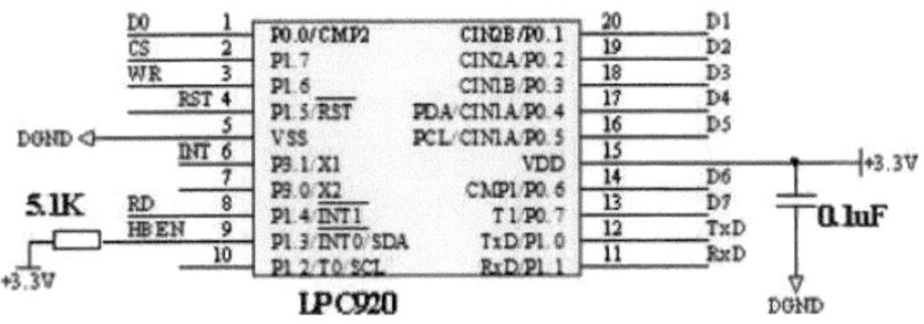

D0
CS
WR
RST
DGND
INT
5.1K
RD
HBEN
+3.3V
P0.0/CMP2
P1.7
P1.6
P1.5/RST
VSS
P3.1/X1
P3.0/X2
P1.4/INT1
P1.3/INT0/SDA
P1.2/T0/SCL
CIN2B/P0.1
CIN2A/P0.2
CIN1B/P0.3
PDA/CIN1A/P0.4
PCL/CIN1A/P0.5
VDD
CMP1/P0.6
T1/P0.7
TxD/P1.0
RxD/P1.1
D1
D2
D3
D4
D5
D6
D7
TxD
RxD
+3.3V
0.1uF
DGND
LPC920

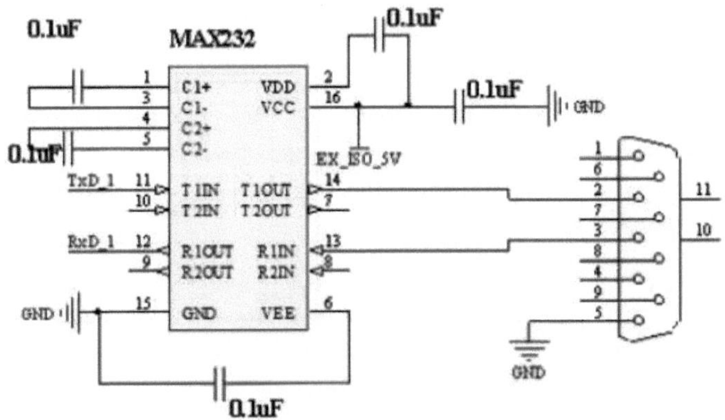

0.1uF
MAX232
0.1uF
0.1uF
GND
C1+
C1-
C2+
C2-
VDD
VCC
0.1uF
EX_ISO_5V
TxD_1
T1IN
T2IN
T1OUT
T2OUT
RxD_1
R1OUT
R2OUT
R1IN
R2IN
GND
GND
VEE
GND
0.1uF

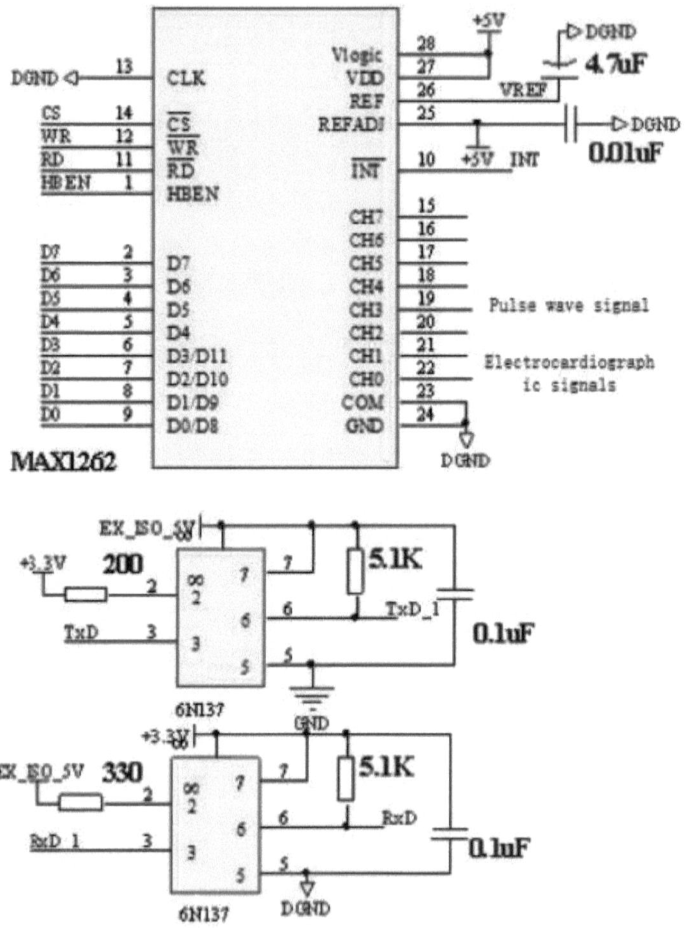

Fig. 2.17 Circuito de conversão analógico-digital e de comunicação de dados AD

A comunicação entre o microcontrolador, o chip AD e o computador anfitrião utiliza as funções de temporizador e de porta série do LPC921. O LPC921 tem dois temporizadores que são compatíveis com os temporizadores do microcontrolador C51. O temporizador pode funcionar em cinco modos de operação diferentes: modo 0, modo 1, modo 2, modo 3 e modo 6, configurando os registos de função especial TMOD, TAMOD e TCON. O modo 1 é utilizado aqui, utilizando registos de 16 bits para a contagem. O LPC921 tem uma porta série multi-funções melhorada que é funcionalmente compatível com o microcontrolador C51. Pode utilizar o temporizador 1 como gerador de velocidade de transmissão, mas não pode utilizar o temporizador 2 como gerador de velocidade de transmissão. Em vez disso, utiliza o gerador de taxa de baud independente interno. O gerador de taxa de baud independente pode definir a taxa de baud para valores diferentes, definindo os valores dos registos de taxa de baud BRGR1 e BRGR0. O diagrama de fluxo do programa de leitura e comunicação de dados de amostragem AD do microcontrolador é apresentado emFig .18, e o programa é apresentado em anexo.

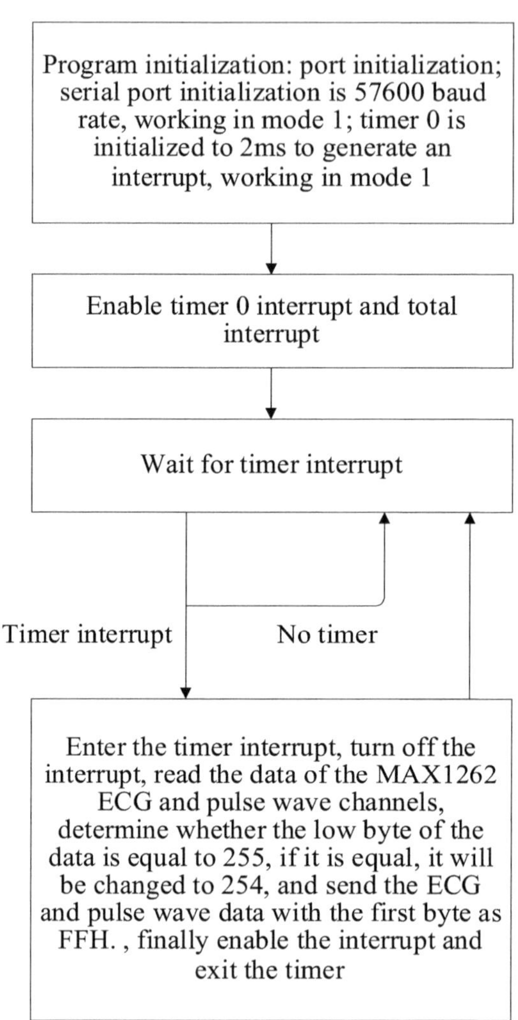

Fig .2.18 Fluxograma do programa de amostragem e comunicação AD

2.4 Construção de uma plataforma de recolha de computadores de acolhimento

O programa de aquisição do computador superior é construído utilizando o software de instrumento virtual Labview lançado pela

National Instruments. Os instrumentos virtuais são instrumentos construídos numa plataforma informática. Com o desenvolvimento da tecnologia moderna, os computadores tornaram-se cada vez mais populares e o seu desempenho tornou-se cada vez mais poderoso. A combinação de computadores e instrumentos tornou-se uma direção importante no desenvolvimento de instrumentos modernos. Esta combinação inclui principalmente dois métodos. Um deles é a instrumentação integrada, que incorpora o sistema operativo no instrumento para atingir o objetivo da instrumentação inteligente. Com o desenvolvimento da tecnologia de microprocessadores (como o ARM e o DSP), os instrumentos incorporados estão a tornar-se cada vez mais utilizados. Outra forma é construir instrumentos baseados em plataformas informáticas, que são instrumentos virtuais. Baseia-se principalmente em computadores com sistemas operativos instalados e utiliza dispositivos de aquisição para estabelecer ligações com instrumentos de hardware para realizar de forma flexível várias funções de instrumentos. O Labview tem como objetivo a construção de instrumentos inteligentes através de instrumentos virtuais.

O Labview é um software de programação geral como as linguagens C/C++ e BASIC. Encapsula um grande número de funções de bibliotecas de aplicações, como a aquisição de dados (DAQ), a linha de interface funcional geral (GPIB), o controlo de instrumentos de interface série, a análise de dados, o armazenamento de dados em ecrã, etc. [37] . O Laview utiliza a linguagem gráfica G para a programação. A linguagem G é uma linguagem icónica. Não é necessário utilizar a programação de texto para programar, mas sim a programação de fluxo de dados. O método de ligação entre os nós do programa determina a direção do fluxo de dados e a ordem de execução das funções. Para facilitar o processamento de cálculos matemáticos complexos, o Labview pode utilizar funções de nó de fórmula para escrever códigos de texto. O Labview pode processar dados em paralelo e em série. Além disso, encapsula vários ecrãs do painel frontal e funções de interação homem-computador (tais como osciloscópios, multímetros e caixas de diálogo, etc.), o que facilita muito a construção de instrumentos virtuais e elimina a necessidade de escrever código subjacente. Facilita as actualizações do programa e reduz consideravelmente o ciclo de desenvolvimento. Uma das razões importantes pelas quais o Labview pode ser considerado uma plataforma de desenvolvimento de instrumentos virtuais é o facto de encapsular um grande número de funções de biblioteca de aquisição e processamento de dados para chamada direta. Este projeto utiliza a função da biblioteca de porta série da biblioteca de E/S do instrumento para a comunicação de dados. O programa Labview é composto por duas partes: o painel frontal e o fluxograma do programa. O painel frontal é a interface para a interação homem-computador, e o software de processamento de fundo do programa é escrito no fluxograma do programa.

As funções a realizar pela plataforma do computador anfitrião deste projeto incluem a comunicação através da porta de série, a entrada de informações, a visualização de dados e o armazenamento de dados. Durante a programação, é utilizada a estrutura de eventos para a programação, que se divide em duas estruturas de eventos: "Executar" e "Sair do programa". Quando o botão "Sair do programa" é premido, o programa sai. A função principal do programa é realizada através da estrutura de eventos "Executar". O diagrama de fluxo do programa da estrutura de eventos "Run" é apresentado emFig.2.19 , e o diagrama de fluxo do módulo de processamento de dados na arquitetura "Run" é apresentado emFig.2.20

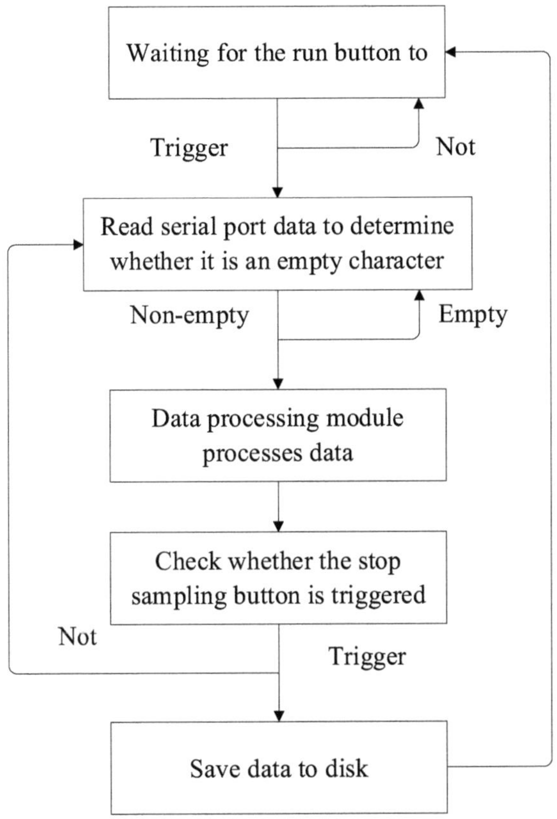

Fig.2.19 Fluxograma do programa do evento de execução

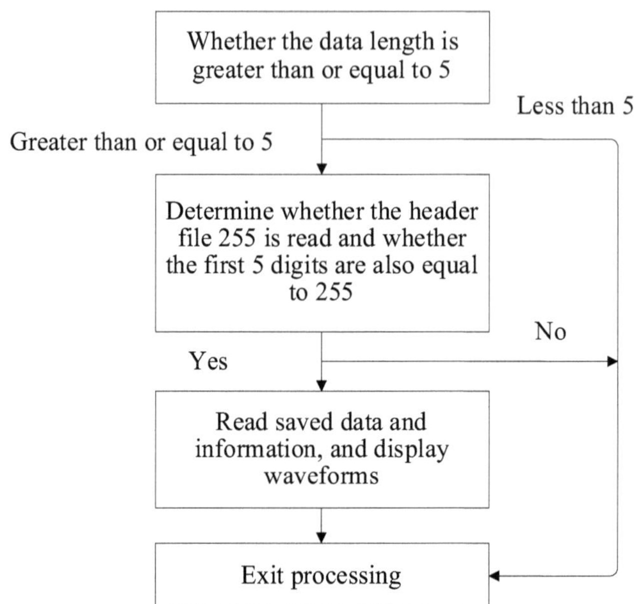

Fig.2.20 Fluxograma do módulo de processamento de dados

A interface do painel frontal do programa de computador anfitrião Labview é apresentada emFig , e o diagrama de blocos do programa é apresentado emFig.2.22

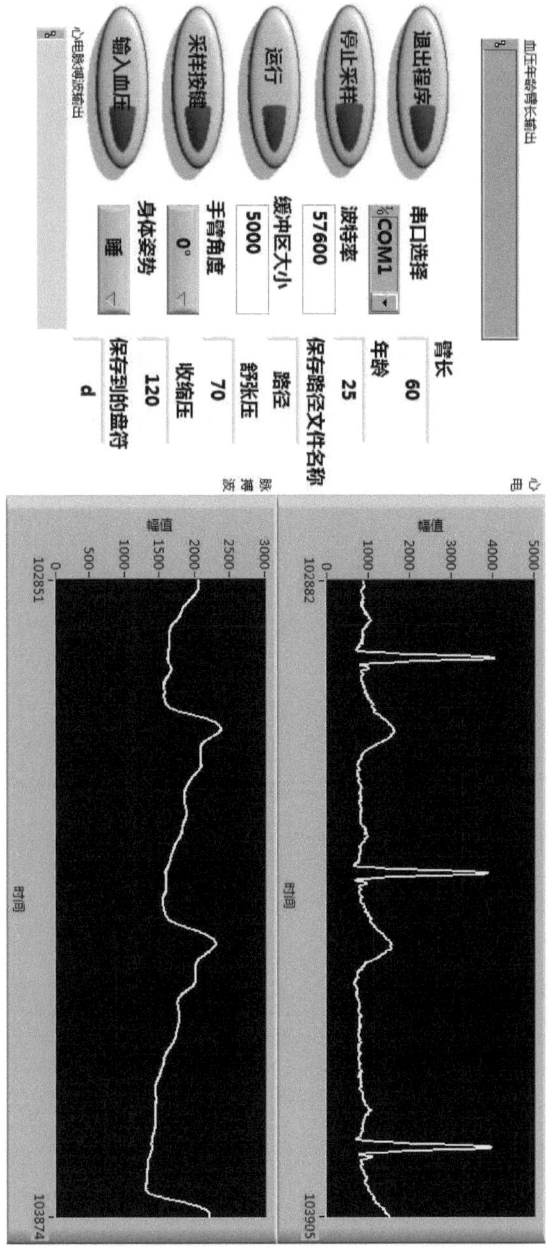

Fig .2.21 Painel frontal do programa Labview

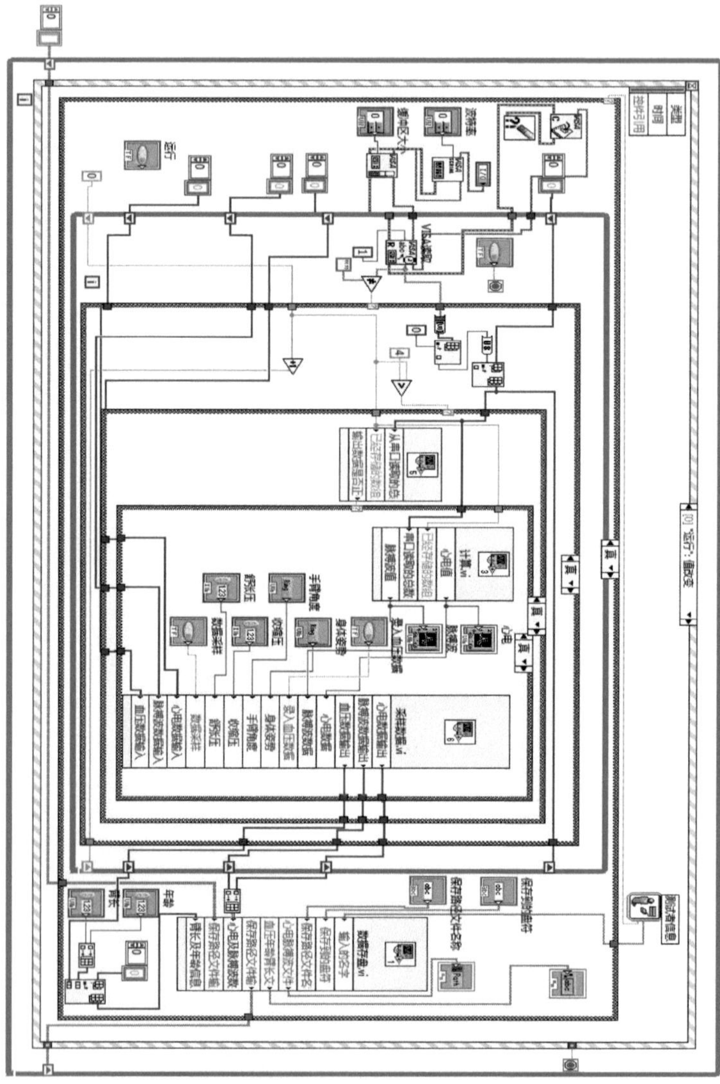

Fig.2.22 Diagrama de blocos Labview

Capítulo 3 Métodos de análise experimental

Este tópico tem como objetivo extrair parâmetros que avaliem a elasticidade dos vasos sanguíneos através da análise de sinais de ondas de pulso no domínio da frequência e, em seguida, utilizar este parâmetro e a velocidade das ondas de pulso para analisar o seu impacto na pressão arterial e analisar as diferenças de pressão arterial entre diferentes indivíduos. alterações e a relação entre estes dois parâmetros. Durante a análise dos dados, o método de interpolação cúbica Hermitiana por partes foi utilizado para normalizar os dados e a transformada discreta de Fourier (DFT) foi utilizada para processar o sinal de onda de pulso para extrair valores próprios no domínio da frequência e, em seguida, analisada por regressão simples Os valores das caraterísticas no domínio da frequência extraídos foram avaliados e a relação entre os valores das caraterísticas no domínio da frequência extraídos, a velocidade da onda de pulso e a pressão arterial foi processada através da análise de regressão binária. Este capítulo apresenta os vários métodos de processamento e análise de dados experimentais utilizados.

3.1 Transformada discreta de Fourier

A transformada de Fourier foi proposta pela primeira vez pelo académico francês Fourier, pelo que esta transformada recebeu o seu nome. A transformada de Fourier ocupa uma posição importante no processamento de dados em várias disciplinas. Deu um grande salto em frente nos sistemas de comunicação e na tecnologia de processamento de sinais. A análise de sinais e o processamento de imagens podem ser processados através da transformada de Fourier. O processamento de sinais utilizando a transformada de Fourier através de computadores requer uma quantização discreta do sinal, e a conversão analógico-digital AD é utilizada para recolher o sinal no computador a uma determinada frequência de amostragem antes do processamento. O sinal neste momento já não é um sinal analógico contínuo, mas um sinal digital discretizado. A transformada de Fourier neste momento corresponde à transformada discreta de Fourier (DFT). O rápido desenvolvimento da tecnologia eletrónica em meados e finais do século passado deu um grande salto em frente nas capacidades de processamento dos computadores e promoveu a aplicação da transformada discreta de Fourier. Para além disso, surgiram algoritmos rápidos para a transformada discreta de Fourier, o que reduz grandemente o volume de processamento computacional e promove ainda mais a aplicação da transformada de Fourier.

Suponha que uma sequência de comprimento finito é x(n)={x(0), x(1), x(2),..., x(N-1)}, então a definição de transformada discreta de Fourier X(k) é a seguinte A fórmula é mostrada.

$$X(k)=\sum_{n=0}^{N-1}x(n)\exp(-j\frac{2\pi}{N}nk), k=0,1,2...N-1 \qquad (0.0)$$

Ao utilizar a transformada discreta de Fourier, independentemente de a sequência x(n) ser uma sequência periódica, é considerada como um sinal periódico de uma determinada sequência periódica. A fórmula mostra que, ao determinar a transformada de Fourier discreta de uma sequência de N pontos, são necessárias N multiplicações complexas para cada ponto X(k). Portanto, para encontrar N pontos são necessárias N^2 operações de multiplicação. A quantidade de operações é muito grande, o que não é propício à implementação de algoritmos informáticos. Para resolver este problema, os cientistas introduziram um algoritmo rápido para a transformada discreta de Fourier, também conhecida como transformada rápida de Fourier. Foi proposto por Cooley e Tukey em 1965.

O algoritmo da transformada rápida de Fourier reduz o número de cálculos de multiplicação de N^2vezes para . $(N / 2)log_2N$

A resolução em frequência da transformada discreta de Fourier é inversamente proporcional ao comprimento real dos dados. Partindo do princípio de que a frequência de amostragem é f_s, de acordo com a fórmula , a distância entre as duas linhas do espetro é$\Delta f=f_s/N$. Se o valor de Δf for demasiado elevado e a resolução do espetro não satisfizer os requisitos, é possível reduzir Δf e melhorar a resolução do espetro aumentando o número de pontos de amostragem N. Quando a frequência de amostragem é constante, Δf pode ser reduzido colocando zeros após a sequência original. O enchimento de zeros após a sequência de dados original tem apenas o efeito de interpolar X(k). Não pode realmente melhorar a resolução física, mas pode reduzir o problema de fuga de espetro causado pelo truncamento dos dados. Quando se preenche a sequência de zeros após a série de dados original, é frequentemente utilizada a potência inteira de 2 para facilitar a implementação do algoritmo de Fourier rápido ([38]).

3.2 teoria da análise do tratamento dos dados

3.2.1 ANOVA

Existem muitas ligações entre as coisas na natureza. Estas influenciam-se mutuamente e são influenciadas por vários factores. Isto requer métodos matemáticos para analisar estes factores de influência da classificação. A análise de variância é um método importante na estatística matemática para avaliar os níveis dos factores de influência. Pode analisar o nível de contribuição dos factores de variação de diferentes fontes para a variação total para determinar a influência dos factores.

Na análise de variância, as causas que afectam as alterações nos indicadores experimentais tornam-se factores, e os diferentes níveis de factores são designados por níveis. Dependendo do número de factores, a análise de variância divide-se em análise de variância de fator único e análise de variância multifatorial.

Na análise de variância, introduziremos um outro conceito designado por erro aleatório. O erro aleatório refere-se à variação dos indicadores experimentais causada por factores aleatórios. É causado por factores imprevisíveis. A ocorrência de erros aleatórios obedece geralmente a uma distribuição normal. O número de ocorrências de erros aleatórios com valores absolutos iguais tende a ser igual. Quando o número de tentativas é infinito, o valor médio do erro aleatório aproxima-se de zero. Em qualquer experiência, os erros aleatórios são inevitáveis, e os erros só podem ser minimizados para se obterem melhores resultados experimentais. As diferenças devidas a factores identificáveis são designadas por erros entre grupos. O objetivo da análise de variância é analisar se a diferença nos resultados experimentais é causada por um erro intergrupos ou por um erro aleatório. Se a análise da variância considerar que a diferença nos resultados experimentais é causada por um erro intergrupos, então a diferença entre factores é considerada a causa da diferença nos resultados experimentais.

A análise de variância baseia-se em três pressupostos básicos: a influência de diferentes factores no valor do índice experimental é aditiva, ou seja, a alteração no valor do índice experimental é a acumulação de vários factores; o índice experimental obedece a uma distribuição normal; a experiência é realizada aleatoriamente e os dados experimentais de diferentes níveis de factores controláveis têm homogeneidade de variância ([39]).

Para a análise de variância unidirecional, assumir que existem diferentes níveis do fator A A_1, A_2, ... A_s, e obtêm-se diferentes dados experimentais X_{ij}, i=1~nj, j=1~ s. Quando os dados experimentais satisfazem a fórmula , pode ser efectuada uma ANOVA unidirecional, que é designada por modelo matemático da ANOVA unidirecional.

$$\begin{cases} X_{ij} = \mu + \delta_i + \varepsilon_{ij} \text{ , } \mu = \frac{1}{n}\sum_{j=1}^{s} n_j\mu_j, \text{ n}= \sum_{j=1}^{s} n_j \\ \sum_{j=1}^{n} n_j\delta_i = 0, \delta_j = \mu_j - \mu & \begin{matrix} i = 1,2,\cdots,n_j \\ j = 1,2,\cdots,s \end{matrix} \\ \varepsilon_{ij} \sim N(0,\sigma^2), \text{ 且相互独立} \end{cases} \quad (.)$$

µ é a média global, δ j é o efeito Aj do j-ésimo nível, εij é o impacto dos factores aleatórios.

Suponha-se que H0: 1= 2=δ δ δ 3=...=δ s=0, H1:δ 1,δ 2,δ 3, ...,δ snão são todos zero. A aceitação da hipótese H0 significa que o fator A tem um impacto insignificante nos resultados experimentais. A aceitação da hipótese H1 significa que o fator A tem um impacto significativo.

A análise da variância pode ser efectuada através do teste F. O significado do teste F é mostrado no processo de derivação da fórmula para a fórmula ([39]).

Soma total dos desvios ao quadrado: $S_T = \sum_{j=1}^{s}\sum_{i=1}^{n_j}(x_{ij} - \bar{x})^2$

(.)

Soma dos desvios quadrados entre grupos:

$$S_A = \sum_{j=1}^{s}\sum_{i=1}^{n_j}(\bar{x}_{*j} - \bar{x})^2 = n_j\sum_{l=1}^{s}(\bar{x}_{*j} - \bar{x})^2, \text{其中} \bar{x}_{*j} = \frac{1}{n_j}\sum_{i=1}^{n_j} X_{ij} \quad (.)$$

Soma dos desvios quadrados dentro de um grupo: $S_e = \sum_{j=1}^{s}\sum_{i=1}^{n_j}(x_{ij} - \bar{x}_{*j})^2$

(.)

$$\rightarrow S_T = S_A + S_e \tag{.}$$

Se os dados experimentais satisfizerem as condições da análise de variância unidirecional, assumindo que H0é estabelecido, então

$$\rightarrow \frac{\sum_{i=1}^{n_j}(x_{ij}-\overline{x})^2}{\sigma^2} \sim \chi^2(n_j-1), \quad \frac{S_e}{\sigma^2} \sim \chi^2(n-\mathrm{s}) \tag{0.0}$$

$$\frac{S_A}{\sigma^2} \sim \chi^2(s-1)\text{且}S_A\text{与}S_e\text{相互独立} \tag{0.0}$$

Assim, S_e tem n-s graus de liberdade, e S_A tem s-1 graus de liberdade.

$$F = \frac{S_A/(s-1)}{S_e/(n-s)} \sim F(s-1, n-s) \tag{0.0}$$

Para um dado acontecimento de pequena probabilidade α , existe $F_\alpha(s-1,n-s)$ tal que $P\{F \geq F_\alpha(s-1,n-s)\} = \alpha$ .Quando $F \geq F_\alpha(s-1,n-s)$, rejeitar H0; caso contrário, aceitar H0; aceitar H0, indicando que o fator A não tem um impacto significativo nos indicadores do teste, aceitar H1indica que A tem um impacto significativo no teste. O erro quadrático médio entre grupos é $MS_A = S_A/(s-1)$ e o erro quadrático médio dentro do grupo é . $MS_e = S_e/(n-s)$

Os resultados da análise de variância unidirecional são geralmente apresentados sob a forma de um quadro de análise de variância, como se pode ver emTabela.

Tabela. 3.1 Tabela ANOVA unidirecional

Fonte de variação	soma dos quadrados	graus de liberdade	quadrado médio	F
Fator A	S_A	n-s	S_A/(n-1)	EM_A/EM_e
erro	*Se*	s-1	Se / n(r-1)	
soma	S_T	n-1		

Se $F > F_{0.05}(s-1, n-s)$, a diferença média é considerada significativa; se $F > F_{0.01}(s-1, n-s)$, a diferença média é considerada extremamente significativa.

A análise de variância de dois factores considera o efeito de dois factores, A e B, nos indicadores de teste. Suponha-se que A tem níveis r e B tem níveis s. Se o teste de dois factores for efectuado apenas uma vez para cada tratamento, trata-se de um teste de dois factores não repetido. A realização de cada tratamento duas vezes ou mais é chamada de experiência repetida de dois factores. As experiências não repetidas de dois factores são frequentemente apresentadas na tabela ANOVA mostrada Tabela.3.2 2.

Tabela.3.2 Quadro de análise de variância de dois factores sem testes repetidos

Fonte de variação	soma dos quadrados	graus de liberdade	quadrado médio	F
Fator A	S_A	r-1	$S_A/(r-1)$	EM_A/EM_e
Fator B	S_B	s-1	$S_B/(s-1)$	EM_B/ EM_e
erro	S_e	(r-1)(s-1)	$S_e/ (r-1) (s-1)$	
soma	S_T	rs-1		

3.2.2 análise de regressão

Na natureza, uma variável dependente é frequentemente afetada por uma ou mais variáveis independentes. Estes efeitos não podem ser expressos através de relações matemáticas exactas, o que significa que existe uma certa relação entre elas, mas que esta relação não pode ser completamente determinada. A análise de regressão é uma das ferramentas matemáticas para estudar essas relações. A base da análise de regressão é assumir que a relação entre as variáveis é uma relação causal, tomar dados experimentais ou de observação como fonte, explorar a dependência entre as variáveis escondidas nestes dados e resolver os factores indeterminados de causalidade. A função de relação causal analisada é designada por função de regressão. Uma função de regressão representa a correlação entre uma variável aleatória e outra (ou um grupo de) variáveis.

Galton foi o primeiro a utilizar a análise de regressão na investigação biológica no século XIX. De acordo com o número de variáveis independentes na análise de regressão, a análise de regressão pode ser dividida em análise de regressão simples e análise de regressão múltipla. De acordo com a relação entre as variáveis independentes e as variáveis dependentes, a análise de regressão pode ser dividida em análise de regressão linear e análise de regressão não linear.

3.2.2.1 Análise de regressão linear univariada

Existe apenas uma variável independente na regressão única análise. De acordo com o modelo matemático da análise de regressão, a análise de regressão de uma variável pode ser dividida em análise de regressão linear de uma variável e análise de regressão não linear de uma variável. Este tópico utiliza a análise de regressão linear para processar dados. O modelo matemático da análise de regressão linear é apresentado na fórmula .

$$y_i = \beta_0 + \beta_1 x_i + \varepsilon_i \tag{0.0}$$

Entre elas, $\varepsilon_i \sim N(0, \sigma^2)$ são necessárias, e são independentes umas das outras, então $y_i \sim (\beta 0{+}\beta 1xi\,, \sigma^2), i=1,2,...,n$, $y = \beta_0 + \beta_1 x$ é a função de regressão da análise de regressão simples. n valores de teste: (x_1,y_1), (x_2,y_2),..., (x_n,y_n) A equação de regressão determinada deve tornar $|\varepsilon_i| = |y_i - (\beta_0 + \beta_1 x_i)|$ tão pequeno quanto possível. Para resolver problemas de equação que satisfaçam este requisito, pode ser utilizado o método dos mínimos quadrados. O método dos mínimos quadrados foi proposto pela primeira vez pelo matemático francês Gauss. O processo de utilização do método dos mínimos quadrados para resolver o problema da determinação dos coeficientes da equação de análise de regressão linear é apresentado em a , assumindo a equação ([39]) :

$$Q(\beta_0,\beta_1)=\sum_{i=1}^{n}\left[y_i-\left(\beta_0+\beta_1x_i\right)\right]^2 \tag{0.0}$$

Para tornar $Q(\beta_0,\beta_1)$ mínimo, é necessário satisfazer:

$$\begin{cases}\dfrac{\partial Q}{\partial\beta_0}=2\sum\limits_{i=1}^{n}\left[y_i-\left(\beta_0+\beta_1x_i\right)\right]\cdot(-1)=0\\ \dfrac{\partial Q}{\partial\beta_1}=2\sum\limits_{i=1}^{n}\left[y_i-\left(\beta_0+\beta_1x_i\right)\right]\cdot(-x_i)=0\end{cases} \tag{0.0}$$

$$\rightarrow\begin{cases}\hat{\beta}_1=\dfrac{L_{xy}}{L_{xx}}\\ \hat{\beta}_0=\bar{y}-\hat{\beta}_1\bar{x}\end{cases}$$

$$\text{其中：}\ \bar{x}=\frac{1}{n}\sum_{i=1}^{n}x_i,\ \ \bar{y}=\frac{1}{n}\sum_{i=1}^{n}y_i, \tag{0.0}$$

$$L_{xy}=\sum_{i=1}^{n}(x_i-\bar{x})(y_i-\bar{y}),L_{xx}=\sum_{i=1}^{n}(x_i-\bar{x})^2$$

Os coeficientes da equação de regressão $\hat{\beta}_1$ e $\hat{\beta}_0$ obtidos através da resolução da análise de regressão linear utilizando o método dos mínimos quadrados são as estimativas de máxima verosimilhança de β_1 e β_0 , respetivamente. No modelo de regressão linear univariável, satisfazem:

$$\begin{aligned}&\hat{\beta}_0\sim N(\beta_0,(\frac{1}{n}+\frac{\bar{x}^2}{L_{xx}})\sigma^2)\\ &\hat{\beta}_1\sim N(\beta_1,\frac{\sigma^2}{L_{xx}})\end{aligned} \tag{0.0}$$

Para que o coeficiente de regressão satisfaça tanto quanto possível a relação entre a variável dependente e a variável independente na análise de regressão linear, o valor da amostra n tem de ser tão grande quanto possível e os valores de x devem estar tão uniformemente dispersos quanto possível para reduzir os erros experimentais.

3.2.2.2 Teste e análise da análise de regressão linear simples

1) Teste F para análise de regressão linear

A análise de regressão linear univariada utiliza o método dos mínimos quadrados para resolver os coeficientes de regressão, partindo do pressuposto de que existe uma relação linear entre as variáveis independentes e as variáveis dependentes, obtendo assim a equação de regressão. Para determinar se esta equação de regressão é estatisticamente significativa, é necessário efetuar um teste de significância. Os testes de significância incluem o teste F, o teste t e o teste r. Este tópico utiliza a ferramenta de análise de regressão do Excel para efetuar a análise de significância da equação de regressão através do teste F.

A soma total dos desvios quadrados da equação da análise de regressão é ([39]) :

$$\begin{aligned} L_{yy} &= \sum_{i=1}^{n}(y_i - \bar{y})^2 \\ &= \sum_{i=1}^{n}(y_i - \bar{y} - \hat{y}_i + \hat{y}_i)^2 \\ &= \sum_{i=1}^{n}(\hat{y}_i - \bar{y})^2 + \sum_{i=1}^{n}(y_i - \hat{y}_i)^2 = S_A + S_e \end{aligned} \quad (.)$$

Na fórmula , S_A designa-se por soma dos quadrados da regressão, que representa a soma dos quadrados dos desvios entre o valor da análise de regressão e a média aritmética, e reflecte a relação linear entre x e y. A flutuação dos dados causada por S_e designa-se por soma dos quadrados dos resíduos, que representa a soma dos quadrados dos desvios entre os valores experimentais e os valores da análise de regressão, reflectindo os desvios causados por erros experimentais e relações não lineares.

É o que se depreende da análise de variância apresentada na secção anterior:

$$\frac{S_e}{\sigma^2} \sim \chi^2(n-2); \qquad \frac{S_A}{\sigma^2} \sim \chi^2(1); \qquad F \sim F(1, n-2) \qquad (0.0)$$

Hipótese: $H_0: \ \beta_1 = 0, \ \ H_1: \ \beta_1 \neq 0$, se H_0 for verdadeira, então a relação linear entre y e x não é verdadeira, e vice-versa. Para um dado α , quando $F > F_\alpha(1, n-2)$, rejeitar H_0 , pode determinar-se que y tem uma relação linear com x, quando $F \leq F_\alpha(1, n-2)$,aceitar H_0 , a relação linear não se mantém.

2) Teste do coeficiente de correlação

O coeficiente de correlação ρ_{XY} é estimado como:

$$r = \frac{\sum_{i=1}^{n}(x_i - \overline{x})(y_i - \overline{y})}{\sqrt{\sum_{i=1}^{n}(x_i - \overline{x})^2 \sum_{i=1}^{n}(y_i - \overline{y})^2}} \qquad (0.0)$$

$$S_e = \sum_{i=1}^{n}(y_i - \overline{y})^2 = \left(1 - r^2\right)\sum_{i=1}^{n}(y_i - \overline{y})^2 = \left(1 - r^2\right)L_{yy} \qquad (0.0)$$

$$S_A = \hat{\beta}_1 L_{xy} = \sum_{i=1}^{n}(x_i - \overline{x})(y_i - \overline{y}) = r^2 L_{yy} \qquad (0.0)$$

O coeficiente de correlação r apresentado pode testar a consistência linear entre variáveis. Quando , $|r| = 1$ $S_e = 0, L_{yy} = S_A$, quando , $|r| = 0$ $S_A = 0, L_{yy} = S_e$. Por conseguinte, quando $|r| = 1$, a soma total dos quadrados dos desvios é fornecida pela soma dos quadrados da regressão, e a correlação linear é a melhor. Quando $|r| = 0$, a soma total dos quadrados dos desvios é fornecida pela soma dos quadrados dos resíduos, correlação sexual sem fios, quanto maior o valor absoluto de r, melhor a correlação; quando r>0, existe uma correlação positiva entre x e y; quando r<0, existe uma correlação negativa. Para n valores de teste e um dado nível de significância , α r_0 é o coeficiente de correlação calculado a partir de n valores de teste, $r_\alpha(n-2)$ é o nível de significância α é $|r_0| > r_\alpha(n-2)$, significa que a relação de regressão entre as variáveis é significativa quando o nível de significância é α , e a análise de regressão é estabelecida; caso contrário, significa regressão A relação não é significativa e a análise de regressão não se mantém. Tomando α=0.05 e α=0.01 como o nível de distinção de significância, quando $r_{0.01}(n-2) > |r_0| > r_{0.05}(n-2)$ indica que existe uma relação de regressão significativa entre as variáveis, $|r_0| > r_{0.01}(n-2)$ a relação de regressão é extremamente significativa.

3) Análise residual

O resíduo refere-se à diferença entre o valor experimental e o valor calculado pela equação de regressão. É necessário que os dados experimentais sejam amostrados aleatoriamente. Quando se efectua uma análise de regressão linear, assume-se que as amostras são independentes umas das outras, ou seja, quando x toma valores diferentes, y obedece à distribuição normal. É necessário que ε_i ~ N(0, σ^2), e o erro aleatório também obedeça à distribuição normal. Por conseguinte, o estimador não enviesado da variância do erro aleatório σ^2 é obtido como se mostra na fórmula .

$$\hat{\sigma}^2 = \frac{Q(\hat{\beta}_0, \hat{\beta}_1)}{n-2} = \frac{1}{n-2}\sum_{i=1}^{1}(y_i - \hat{y}_i)^2 \qquad (0.0)$$

$$\frac{Q(\hat{\beta}_0, \hat{\beta}_1)}{\sigma^2} \square\ \chi^2(n-2) \qquad (0.0)$$

Deste modo, a fórmula do erro-padrão do valor residual dos dados de ensaio pode ser obtida como indicado na fórmula .

$$\hat{\sigma} = \sqrt{\frac{1}{n-2}\sum_{i=1}^{1}(y_i - \hat{y}_i)^2} \qquad (0.0)$$

Nessa altura, quando se procedia à recolha de amostras, era necessário que a recolha de dados fosse feita de forma aleatória, pelo que os dados experimentais podem recolher pontos de dados com grandes erros. Especialmente quando o número de amostras é pequeno, os pontos de erro grandes induzem em erro a análise de regressão, fazendo com que a fórmula de regressão se desvie da situação real. Por conseguinte, é necessário analisar os resultados da análise de regressão através da análise residual. Através da análise residual e do desenho de um gráfico residual, podemos conhecer o desvio entre o valor real medido e o valor previsto pela análise de regressão, e ver as anomalias dos dados. Utilize esta informação para determinar a anomalia dos valores de medição reais e combine-a com o conhecimento profissional para determinar e verificar se os pontos anómalos são causados por erros. Em caso afirmativo, serão eliminados, garantindo assim a fiabilidade dos dados da amostra e melhorando a precisão dos resultados da análise de regressão. Ou determinar se a ocorrência de pontos anómalos contém a influência de determinados factores, orientando assim a análise de dados experimentais.

3.2.2.3 Análise de regressão linear binária

O modelo matemático da análise de regressão linear binária é apresentado na fórmula . A análise de regressão linear binária é uma análise de regressão que considera simultaneamente o impacto de duas variáveis independentes x_1e $x_2$na variável dependente. A teoria dos mínimos quadrados também pode ser utilizada para resolver a equação da análise de regressão linear binária.

$$y = \beta_0 + \beta_1 x_1 + \beta_2 x_2 + \varepsilon \qquad (0.0)$$
$$\text{其中}\varepsilon \square N(0,\sigma^2)$$

β_0 , β_1 e β_2 são os parâmetros indeterminados da análise de regressão binária, que são independentes dos parâmetros desconhecidos

x_1e x_2, assumindo que (x_{11}, x_{21}, y_1), (x_{12}, x_{22}, y_2),...O método de cálculo das estimativas de máxima verosimilhança $\hat{\beta}_0$、$\hat{\beta}_1$ e $\hat{\beta}_2$ de , β_0 β_1 e β_2 pelo método do quadrado é semelhante ao da análise de regressão linear simples Semelhante, como se mostra na fórmula à fórmula .

$$Q(\beta_0,\beta_1,\beta_2)=\sum_{i=1}^{n}\left[y-\left(\beta_0+\beta_1 x_{1i}+\beta_2 x_{2i}\right)\right]^2 \quad (0.0)$$

Para que o valor de $Q(\beta_0,\beta_1,\beta_2)$ seja mínimo, é necessário satisfazê-lo:

$$\begin{cases} \dfrac{\partial Q}{\partial \beta_0}=2\sum_{i=1}^{n}\left[y_i-\left(\beta_0+\beta_1 x_{1i}+\beta_2 x_{2i}\right)\right]\cdot(-1)=0 \\ \dfrac{\partial Q}{\partial \beta_1}=2\sum_{i=1}^{n}\left[y_i-\left(\beta_0+\beta_1 x_{1i}+\beta_2 x_{2i}\right)\right]\cdot(-x_{1i})=0 \\ \dfrac{\partial Q}{\partial \beta_2}=2\sum_{i=1}^{n}\left[y_i-\left(\beta_0+\beta_1 x_{1i}+\beta_2 x_{2i}\right)\right]\cdot(-x_{2i})=0 \end{cases} \quad (0.0)$$

Substituindo os valores experimentais conhecidos na fórmula, em seguida as estimativas de máxima verosimilhança e [Os resultados do cálculo são apresentados na fórmula.

$$\hat{\beta}_0=\overline{y}-\hat{\beta}_1\overline{x}_1-\hat{\beta}_2\overline{x}_2$$

$$其中\overline{x}_1=\frac{1}{n}\sum_{i=1}^{n}x_{1i},\ \overline{x}_2=\frac{1}{n}\sum_{i=1}^{n}x_{2i},\ \overline{y}=\frac{1}{n}\sum_{i=1}^{n}y_i$$

$$\hat{\beta}_1=\mathrm{D}_1/\mathrm{D},\quad \hat{\beta}_2=D_2/D$$

$$D=L_{11}L_{22}-L_{12}^2,\ D_1=L_{1y}L_{22}-L_{2y}L_{12},\ D_1=L_{11}L_{2y}-L_{12}L_{1y}$$

$$L_{11}=\sum_{i=1}^{n}(x_{1i}-\overline{x}_1)^2,\quad L_{22}=\sum_{i=1}^{n}(x_{2i}-\overline{x}_2)^2$$

$$L_{1y}=L_{y1}=\sum_{i=1}^{n}(x_{1i}-\overline{x}_i)(y_i-\overline{y})$$

$$L_{1y}=L_{y1}=\sum_{i=1}^{n}(x_{2i}-\overline{x}_i)(y_i-\overline{y})$$

$$L_{y2}=L_{2y}=\sum_{i=1}^{n}(y_i-\overline{y})^2$$

$$(0.0)$$

3.2.2.4 Teste de anɑlise de regressão linear binɑria

O teste F da análise de regressão linear binária é semelhante ao da análise de regressão linear simples:

$$F=\frac{S_A/(s-1)}{S_e/(n-s)}\sim F(s-1,n-s),\quad \text{其中} s=3 \qquad (0.0)$$

Hipótese: $H_0:\ \beta_i=0,\quad H_1:\ \beta_i\neq 0,(\text{其中} i=1,2)$, se H_0 for verdadeira, o efeito da regressão é considerado significativo. Para um dado α , quando $F>F_\alpha(2,n-3)$, rejeitar H_0 , pode determinar-se que o efeito da regressão não é significativo, quando $F\leq F_\alpha(2,n-3)$, aceitar . H_0

O coeficiente de correlação inclui o coeficiente de correlação complexa e o coeficiente de correlação parcial. O indicador da correlação linear estreita entre y e x_1, x_2 pode ser expresso através do coeficiente de correlação complexa. Na fórmula à fórmula , $r_{(01)}$representa o coeficiente de correlação entre y e x_1, r_{02}representa o coeficiente de correlação entre y e x O coeficiente de correlação de x_1, r_{12}representa o coeficiente de correlação de x_2e x_1, r_{01}, r_{02}e r_{03}são apenas três coeficientes de correlação simples. O cálculo do coeficiente de correlação parcial é o indicado nas fórmulas a . , r_{01}' r_{02}' e r_{03}' são três coeficientes de correlação parcial, respetivamente.Quando y é considerado constante, r_{01}' representa o coeficiente de correlação entre y e x_1; quando x_1é considerado constante, r_{02}' representa o coeficiente de correlação entre y e $x_2$coeficiente de correlação; assumindo que x_2 é constante, r_{12}' representa o coeficiente de correlação de x_2 e x_1. O coeficiente de correlação complexa reflecte a situação em que duas variáveis independentes afectam a variável dependente como um todo. O coeficiente de correlação parcial é exatamente o oposto, reflectindo o impacto de uma única variável independente na variável dependente e a relação entre as variáveis independentes. No caso de variáveis independentes duplas, pode haver um certo grau de correlação entre uma variável independente e a variável dependente, ou entre variáveis independentes. Isto exige que se proteja a influência do outro fator e se considere a relação entre os dois separadamente. O coeficiente de correlação parcial é definido com base nesta consideração. $r_{01}' \; r_{02}' \; r_{12}'$ Para a análise de regressão binária, os valores absolutos de r_{01}' e r_{02}' devem ser próximos de é próximo de 1, enquanto os valores de r_{12}' são próximos de zero. r_{12}' O valor absoluto de é próximo de 1, indicando uma forte correlação entre as duas variáveis independentes.

$$r = \sqrt{1 - \frac{\sum_{i=1}^{n}(y_i - \hat{y}_i)^2}{\sum_{i=1}^{n}(y_i - \bar{y})^2}} \qquad (0.0)$$

$$r_{01} = \frac{\sum_{i=1}^{n}(x_{1i} - \bar{x}_1)(y_i - \bar{y})}{\sum_{i=1}^{n}(x_{1i} - \bar{x})^2 \sum_{i=1}^{n}(y_i - \bar{y})^2} \qquad (0.0)$$

$$r_{02} = \frac{\sum_{i=1}^{n}(x_{2i} - \bar{x}_2)(y_i - \bar{y})}{\sum_{i=1}^{n}(x_{2i} - \bar{x}_2)^2 \sum_{i=1}^{n}(y_i - \bar{y})^2} \qquad (0.0)$$

$$r_{12} = \frac{\sum_{i=1}^{n}(x_{2i} - \bar{x}_2)(x_{1i} - \bar{x}_1)}{\sum_{i=1}^{n}(x_{1i} - \bar{x}_1)^2 \sum_{i=1}^{n}(x_{2i} - \bar{x}_2)^2} \qquad (0.0)$$

$$r_{01}' = \frac{r_{01} - r_{01} r_{12}}{\sqrt{(1 - r_{01}^2)(1 - r_{02}^2)}} \qquad (0.0)$$

$$r_{02}' = \frac{r_{02} - r_{01}r_{12}}{\sqrt{(1-r_{01}^2)(1-r_{02}^2)}} \quad (0.0)$$

$$r_{12}' = \frac{r_{12} - r_{01}r_{12}}{\sqrt{(1-r_{01}^2)(1-r_{02}^2)}} \quad . \quad (0.0)$$

3.3 Interpolação Hermitiana cÚbica por partes

A operação de interpolação é efectuada com base nos dados de ensaio existentes e numa determinada fórmula de operação de interpolação. Requer que a função de interpolação passe pelos nós conhecidos e calcule os nós desconhecidos utilizando a fórmula da operação de interpolação. Trata-se de um método de aproximação de funções. Os métodos de interpolação normalmente utilizados incluem a interpolação Lagrangiana, a interpolação de Newton, a interpolação de pontos equidistantes , a interpolação Hermitiana, a interpolação por partes e a interpolação spline cúbica.

O método de interpolação Hermitiana é interpolado com base no polinómio de interpolação Hermitiana e é uma interpolação com derivadas. Não só exige que a função de interpolação passe pelo nó conhecido, como também exige que a função de interpolação seja tangente ao ponto conhecido. Isto evita mutações nos dados, causando grandes flutuações no valor após a interpolação, e torna a função de interpolação mais próxima dos dados interpolados [41] . O polinómio de interpolação Hermitiano cúbico é apresentado na fórmula . A interpolação Hermitiana cúbica por partes consiste em efetuar a operação de interpolação Hermitiana cúbica [41] em dois pontos adjacentes (x_i, f_i) e . (x_{i+1}, f_{i+1})

$$H_3=\alpha_0(x)f_0+\alpha_1(x)f_1+\beta_0(x)f_0'+\beta_1(x)f_1'$$

$$\text{其中}\alpha_0=\left(1+2\frac{x-x_0}{x_1-x_0}\right)\left(\frac{x-x_1}{x_0-x_1}\right)^2$$

$$\alpha_1=\left(1+2\frac{x-x_1}{x_0-x_1}\right)\left(\frac{x-x_0}{x_1-x_0}\right)^2 \qquad (0.0)$$

$$\beta_0=(x-x_0)\left(\frac{x-x_1}{x_0-x_1}\right)^2$$

$$\beta_1=(x-x_1)\left(\frac{x-x_0}{x_1-x_0}\right)^2$$

（x_0, f_0）和（x_1, f_1）为已知节点,f_0'和f_1'分别为其导数

A onda de impulsos é um sinal quase periódico. A forma de onda de pulso muda de acordo com certas regras, e sua frequência também está dentro de um determinado intervalo. Por conseguinte, a utilização do método de interpolação Hermitiana cúbica por partes para interpolar os dados da onda de impulsos e normalizar a frequência de amostragem pode tornar os dados normalizados mais suaves e manter o padrão de alteração dos dados originais tanto quanto possível. Este tópico chama a função de interpolação Hermitiana cúbica por partes do MATLAB para normalizar a frequência do sinal de onda de pulso.

Capítulo 4 A relação entre a onda de pulso e a elasticidade dos vasos sanguíneos

4.1 Alterações fisiológicas da elasticidade dos vasos sanguíneos

Com as mudanças nos estilos de vida humanos, como o aumento da ingestão de gorduras, o tabagismo, a redução do exercício físico, etc., a incidência de doenças cardiovasculares tem mostrado uma tendência crescente. Por conseguinte, a deteção, a prevenção e o tratamento das doenças cardiovasculares são cada vez mais importantes. A arteriosclerose tem sido reconhecida como uma das principais complicações de doenças como a hipertensão, a obesidade, a diabetes e a hiperlipidemia, e tem atraído cada vez mais atenção [42] . As propriedades mecânicas dos vasos sanguíneos são consideradas factores importantes que afectam a carga cardíaca e a regulação da pressão arterial. Como parâmetro de avaliação do grau de arteriosclerose, a elasticidade vascular tem um significado clínico muito importante. Os estudos revelaram que a elasticidade dos vasos sanguíneos é significativamente afetada por factores de idade. Com o aumento da idade, a estrutura fisiológica dos vasos sanguíneos altera-se e a elasticidade dos vasos sanguíneos diminui [43] . No entanto, esta alteração fisiológica nos vasos sanguíneos não se manifestou sob a forma de doença nas fases iniciais. Por conseguinte, há uma necessidade urgente de métodos simples e eficazes para prever e tratar a arteriosclerose em "doentes assintomáticos" ([42]).

Atualmente, os parâmetros medidos para a elasticidade vascular incluem principalmente a velocidade da onda de pulso, o coeficiente de vasodilatação (coeficiente de distensibilidade, Dc), o coeficiente de complacência (coeficiente de conformidade), o volume da membrana elástica de Young, a rigidez, o índice de aumento (AIx), a espessura da íntima-média, o método do valor K, etc. ([44, 45]). Os principais métodos de medição destes parâmetros incluem a angiografia, a ressonância magnética nuclear, a deteção Doppler por ultra-sons a cores, o método de oscilação oscilométrica não invasiva, o método de análise da forma de onda da onda de pulso, etc. [6, 42, 45] . A utilização de mais VOP pode medir diferentes locais, entre os quais a velocidade da onda de pulso braquial-tornozelo (VOP carótida-femoral) pode medir melhor a arteriosclerose. Em 2007, a European Society of Hypertension, European Society of Cardiology (Sociedade Europeia de Hipertensão, Sociedade Europeia de Cardiologia) adoptou a velocidade de condução da onda de pulso braquial-tornozelo como parâmetro de medição clínica em doentes com hipertensão. No entanto, a VOP também tem as suas próprias deficiências e a sua distância medida não pode ser obtida com exatidão [44] . O método de medição por ultra-sons ocupa uma posição muito importante na medição da elasticidade vascular. Pode medir muitos parâmetros importantes, como o coeficiente de dilatação vascular, o coeficiente de complacência e o volume da membrana elástica de Young. No entanto, como o equipamento de medição ultra-sónica é relativamente caro e inconveniente de transportar e medir em qualquer altura, a sua promoção é limitada. O índice de melhoria reflecte a intensidade da onda reflectida, que pode ser medida utilizando o sistema de análise SphygmoCor da Austrália. É outro parâmetro importante para avaliar a elasticidade dos vasos sanguíneos [44, 46] . O método do valor K utiliza o método da alteração da área integrada da onda de pulso para avaliar a elasticidade dos vasos sanguíneos [7] , que pode refletir a elasticidade dos vasos sanguíneos até certo ponto. Entre os actuais métodos de análise da elasticidade vascular, estes métodos do domínio do tempo ocupam uma grande proporção. Nos últimos anos, a utilização de métodos no domínio da frequência para analisar a elasticidade vascular também atraiu a atenção dos investigadores.

O coração é o ponto de partida para a ejeção de sangue no corpo humano, e o movimento rítmico do coração provoca a pulsação periódica da onda de pulso arterial. O ramo ascendente da onda de pulso ocorre durante a fase de ejeção rápida do coração, durante a qual os tubos arteriais estão dilatados. O ramo descendente está na fase tardia da ejeção ventricular, a velocidade de ejeção abranda e depois entra na fase diastólica do ventrículo. Quando a onda de pressão gerada pela ejeção do ventrículo esquerdo avança ao longo da parede arterial para a periferia, a impedância arterial muda repentinamente nos vasos sanguíneos com estruturas de tecido obviamente diferentes, e a onda de pulso será reflectida em graus variados, formando a reflexão da onda. No momento em que a válvula aórtica se fecha, o sangue na artéria regurgita em direção ao ventrículo. O sangue regurgitado aumenta o volume da raiz da aorta e é bloqueado pela válvula aórtica fechada, resultando numa onda de reentrada, que é uma onda dicrótica. A artéria radial é superficial, fácil de medir e contém informações fisiológicas e patológicas ricas do sistema cardiovascular. A elasticidade vascular global do corpo humano pode afetar significativamente a onda principal, a onda reflectida e a onda dicrótica da artéria radial. A arteriosclerose é o resultado de muitos factores. A hiperlipidemia, a hipertensão, a hiperglicemia e o tabagismo são factores importantes que afectam a arteriosclerose. Quanto mais elevados forem os valores das lipoproteínas de baixa densidade (LDL) e das lipoproteínas de muito baixa densidade (VLDL), maior é o risco de aterosclerose. Durante a hipertensão, a força mecânica do sangue sobre a parede dos vasos sanguíneos causa danos e disfunção da parede dos vasos sanguíneos, promovendo a ocorrência de arteriosclerose. Quanto maior for a história de tabagismo, maior é a probabilidade de desenvolver aterosclerose. Com o aumento da idade, aumenta a incidência de hiperlipidemia, hipertensão e hiperglicemia. Com o aumento da idade, as fibras elásticas das paredes arteriais aceleram, pelo que o rácio entre o colagénio e as fibras elásticas aumenta [47]. Por conseguinte, a elasticidade dos vasos sanguíneos apresenta uma tendência decrescente com a idade.

Estudos clínicos demonstraram que, à medida que a elasticidade dos vasos sanguíneos diminui, a forma de onda do pulso da artéria radial altera-se de acordo com determinadas regras. Como mostra a forma de onda de pulso típica deFig.1.6 , à medida que a elasticidade dos vasos sanguíneos diminui, a onda reflectida (onda de maré) aparece gradualmente, aumenta (h3 diminui) e aproxima-se gradualmente da onda principal (t1 diminui). Finalmente, funde-se com a onda principal ou ultrapassa a altura da onda principal; o entalhe da onda dicrótica e a posição da crista da onda dicrótica aumentam (h1 e h2 aumentam) e a importância da onda dicrótica (h4) diminui (h4), tornando-se plana e difícil de distinguir; o ângulo da onda principal também aumenta gradualmente [7, 43, 46, 48, 49]. Por conseguinte, à medida que a elasticidade dos vasos sanguíneos diminui, a tendência de mudança da onda de pulso é a seguinte:Fig.4.1 .1.

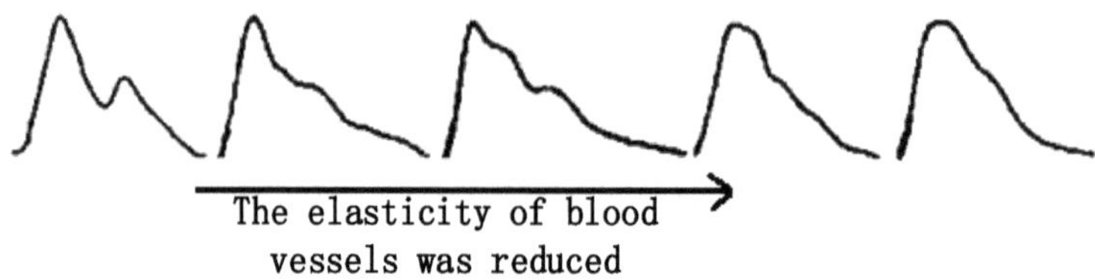

Fig.4.1 Tendência de alteração da onda de pulso com a elasticidade do vaso sanguíneo

4.2 Extração de parâmetros de avaliação da elasticidade vascul ar através da análise do domínio da frequência das ondas de pulso

A análise espetral, como método clássico de análise de sinais, mostra a sua vantagem de estabilidade na análise da elasticidade dos vasos sanguíneos. Não é necessário identificar pontos caraterísticos do domínio do tempo que são difíceis de definir no domínio do tempo. Estas alterações regulares na onda de pulso não se reflectem apenas no domínio do tempo, mas também alteram a distribuição do espetro no domínio da frequência. Esta investigação explora o método de análise DFT para encontrar os parâmetros correspondentes no domínio da frequência que podem ser observados no domínio do tempo e para encontrar novos parâmetros que possam avaliar a elasticidade dos vasos sanguíneos. Este tópico utiliza o método de análise DFT para analisar o segmento caraterístico da forma de onda do ponto A ao ponto B da onda de pulso da artéria radial, como se mostra emFig.1.6 (o ponto A é o pico principal da onda e a amplitude do ponto B é 15%×h) . Encontrar parâmetros no domínio da frequência que possam avaliar diferenças na elasticidade dos vasos sanguíneos.

4.2.1 Métodos experimentais

As idades dos indivíduos testados neste estudo sobre a elasticidade vascular são: homens: 21-83 anos, com uma idade média de 40,6 anos, e mulheres: 17-80 anos, com uma idade média de 39,2 anos. As amostras foram recolhidas junto de funcionários e doentes do departamento de ambulatório do Chongqing Jialing Hospital, bem como de professores e estudantes da Universidade de Ciência e Tecnologia de Chongqing. Foi utilizado um sensor de pressão para recolher a forma de onda de pulso na artéria radial da mão esquerda do indivíduo. Durante a recolha, o sujeito estava numa posição sentada, com a altura do pulso esquerdo ao mesmo nível que o coração. A frequência de amostragem do sinal é de 500Hz.

As diferenças individuais e as operações causarão diferenças nas amplitudes das ondas de pulso entre os indivíduos, e as diferenças nas frequências cardíacas entre os indivíduos causarão diferenças nos períodos das ondas de pulso. Para facilitar a comparação e a avaliação dos resultados, normalizámos a amplitude da onda de pulso única obtida para 1 e o período para 1s. Para que os valores de cada ponto de frequência sejam consistentes após a transformação DFT, este projeto utiliza o método de interpolação Hermitiana cúbica por partes para normalizar os pontos de amostragem da forma de onda de ciclo único com amplitude e período normalizados em 501 pontos, obtendo-se uma frequência de amostragem normalizada fs=500Hz.

Após o processo de normalização acima, interceptamos o segmento caraterístico da forma de onda do ponto A ao ponto B emFig.1.6 (o ponto A é o pico da onda principal e a amplitude do ponto B é 15%×h). Estudos clínicos demonstraram que esta forma de onda inclui a onda principal, a onda reflectida, a onda do meio do istmo e a onda dicrótica, que são importantes para a avaliação da elasticidade vascular, excluindo outras áreas. Em seguida, efetuar a transformação DFT nos segmentos de forma de onda caraterísticos interceptados, analisar a tendência das alterações da amplitude do espetro com a idade e encontrar parâmetros para avaliar a elasticidade dos vasos sanguíneos no espetro.

Ao efetuar a transformação DFT neste estudo, o número de pontos transformados é N=8192 pontos, e os segmentos de forma de onda interceptados são sequências parciais com zero que são inferiores a 8192 pontos. Isto resulta numa resolução de frequência de 500/8192. O programa de processamento e análise é implementado utilizando o MATLAB.

Para comparar os resultados da investigação, compará-los-emos com o método do valor K, que também utiliza uma onda de pulso de ciclo único para analisar a elasticidade dos vasos sanguíneos. A definição do valor K é apresentada nas fórmulas e .

$$K = (P_m - P_d) / (P_s - P_d) \quad (.)$$

$$P_m = \frac{1}{T}\int_0^T P(t)dt \quad (0.0)$$

Pm é a pressão arterial média, que é igual ao valor médio da pressão de pulso *P(t)* num ciclo cardíaco, *Ps,Pd* são respetivamente a pressão arterial sistólica e diastólica.

4.2.2 Resultados experimentais e análise

Após a transformação DFT, de acordo com a investigação clínica e os resultados da análise de dados, verificou-se que as amplitudes de um total de 10 pontos de frequência de 19*fs/N a 28*fs/N aumentam com a idade.Fig .2 É a tendência da alteração da amplitude com a idade num dos pontos de frequência 24*fs/N =1,4648Hz (os pontos vazios são indivíduos do sexo feminino e os pontos sólidos são indivíduos do sexo masculino). A mudança da amplitude destes 10 pontos de frequência com a frequência para todos os sujeitos é mostrada no gráfico de coordenadas Z1 deFig .3. A partir do gráfico de coordenadas Z1 deFig .3, pode ver-se que a maioria dos sujeitos A amplitude do sinal no domínio da frequência diminui monotonicamente à medida que a frequência aumenta. Os outros 9 pontos de frequência têm uma tendência semelhante à do ponto de frequência de 1,4648Hz. Para refletir as mudanças destes 10 pontos de frequência de uma forma equilibrada, tomamos a amplitude destes 10 pontos de frequência (Ami como a amplitude do sinal na frequência = 19*fs/N +500*(i-1)/8192Hz, i=1 -10) Realizar a ponderação. O resultado ponderado é designado por soma ponderada das amplitudes dos pontos caraterísticos do espetro valor (WSAFP) [50] , e a sua fórmula de cálculo é a seguinte: mostrado. A distribuição dos valores obtidos após a multiplicação das amplitudes de todos os pontos de frequência caraterísticos de cada sujeito pelos respectivos coeficientes de ponderação é apresentada no gráfico de coordenadas Z2 daFig .3. Observa-se no gráfico de coordenadas Z2 deFig que a distribuição dos valores obtidos após a multiplicação da amplitude de cada ponto de frequência pelo coeficiente de ponderação da maioria dos sujeitos é relativamente equilibrada, o que evita que as alterações dos pontos de frequência com amplitudes mais pequenas sejam esmagadas, permitindo que o WSAFP reflicta as alterações de cada ponto de frequência de forma mais uniforme.Fig .4 mostra a tendência da variação do valor da soma da WSAFP com a idade (os pontos abertos e os 4 pontos sólidos são mulheres, os pontos em estrela são homens e as duas linhas rectas são as curvas de ajuste para homens e mulheres, respetivamente).

$$WSAFP = \sum_{i=1}^{10}(0.6 + \frac{0.4}{9}(i-1))Am_i \qquad (0.0)$$

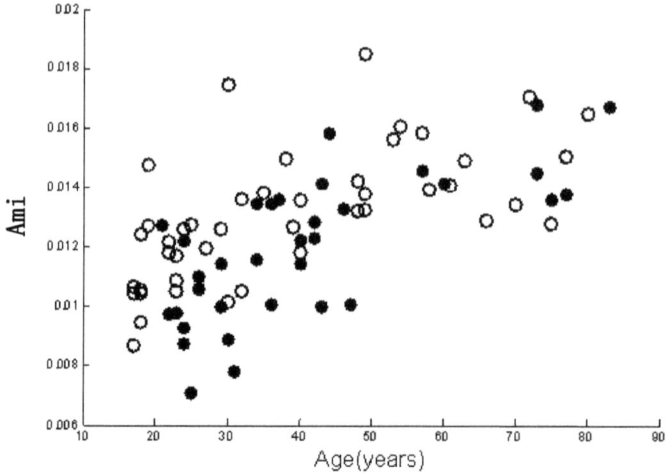

Fig .4.2 A tendência de mudança da amplitude no ponto de frequência de 1,4648Hz com a idade

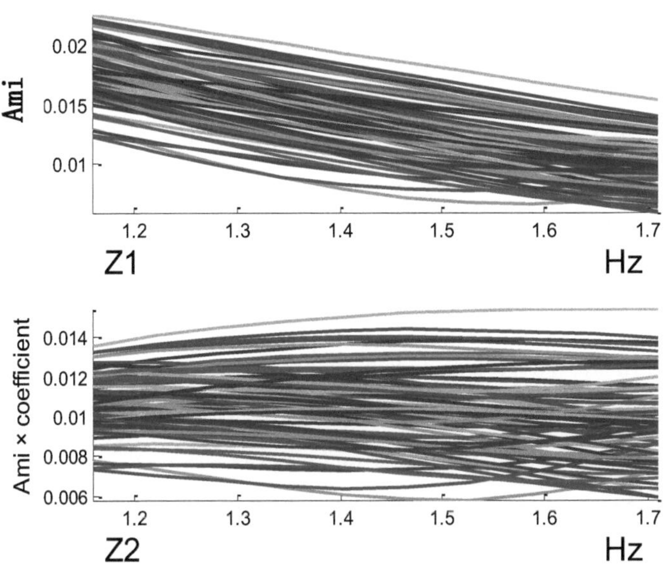

Fig .4.3 A coordenada Z1 é a tendência de variação da amplitude de 10 pontos, e a coordenada Z2 é a tendência de variação da amplitude multiplicada por os respectivos coeficientes de ponderação.

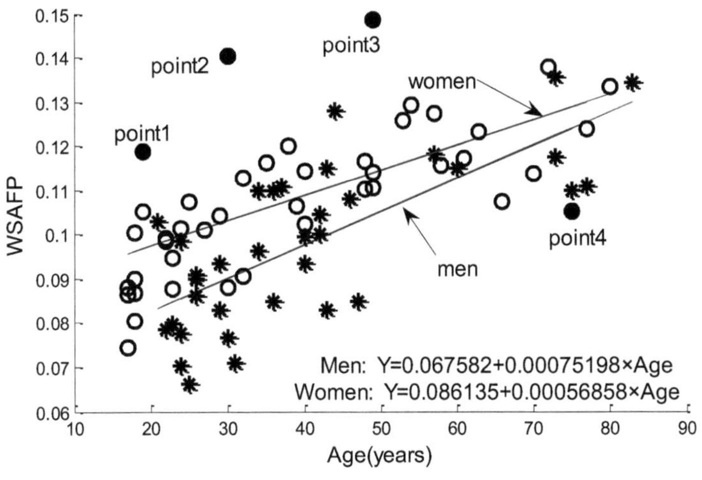

Fig .4.4 Tendência de alteração do valor WSAFP com a idade

As alterações na elasticidade dos vasos sanguíneos conduzem a alterações regulares nas formas de onda de pulso. Para ilustrar a viabilidade do valor WSAFP na avaliação da elasticidade vascular, comparámos os padrões das ondas de pulso de homens com menos de dois anos de diferença de idade, apresentados emFig.4.5 . Pode ver-se na Fig.4.5 que a onda reflectida do pulso1 tem a posição mais elevada, o tempo de reflexão é mais precoce e o ângulo da onda principal é maior; o pulso2 tem uma onda reflectida, mas a onda dicrótica não é óbvia e tem a forma de uma escada. A posição do pico da onda é menor do que o vale da onda. Baixo, o ângulo da onda principal é maior; a onda reflectida do pulso 3 é mais óbvia do que o pulso 4, e a posição é mais alta do que o pulso 4. A onda principal é menor que o pulso 1 e o pulso 2, e a onda dicrótica é mais óbvia que o pulso 2; a onda refletida do pulso 4 é a mais baixa, e a onda principal é menor que o pulso 1 e o pulso 2. O ângulo da onda é estreito e a onda dicrótica é óbvia. De acordo com a investigação clínica e a lei de que a elasticidade dos vasos sanguíneos causa ondas de pulso da artéria radial, a elasticidade dos vasos sanguíneos expressa por estas quatro ondas de pulso tem uma tendência ascendente consistente. Os valores WSAFP de pulso1 a pulso4 são 0,1278, 0,1150, 0,1002 e 0,0829, respetivamente, que diminuem uniformemente, de acordo com a tendência monotónica da elasticidade dos vasos sanguíneos. De acordo com o método do valor K [7] proposto pelo Professor Luo Zhichang, os valores K calculados são 0,3321, 0,3536, 0,3228, 0,3520, respetivamente. A ordem da elasticidade vascular expressa de alto a baixo é pulso3-> pulso1-> pulso4- > pulso2, não expressando corretamente a elasticidade dos vasos sanguíneos. Em 2008, os investigadores analisaram o método do valor K e concluíram que este não era correto na avaliação da elasticidade dos vasos sanguíneos ([51]) Fig .6 Estes são os padrões das ondas de pulso de mulheres com menos de três anos de idade. Os valores WSAFP são 0,1405, 0,1127, 0,1043 e 0,0879, respetivamente, o que também pode expressar melhor a elasticidade dos vasos sanguíneos. Por conseguinte, quando a elasticidade dos vasos sanguíneos diminui, isso conduzirá a uma diminuição do valor da WSAFP.

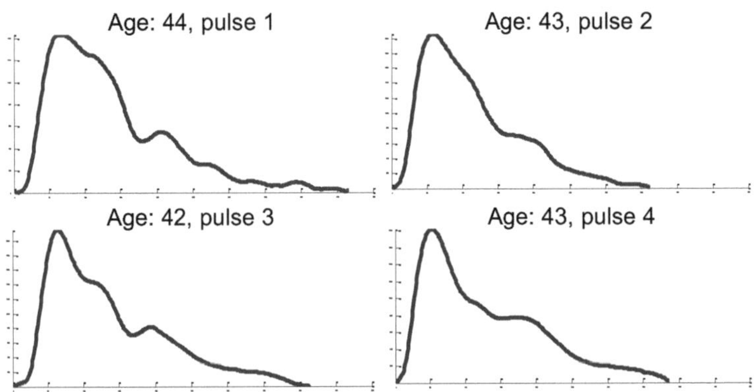

Fig.4.5 Forma de onda de pulso de homens com uma diferença de idades semelhante

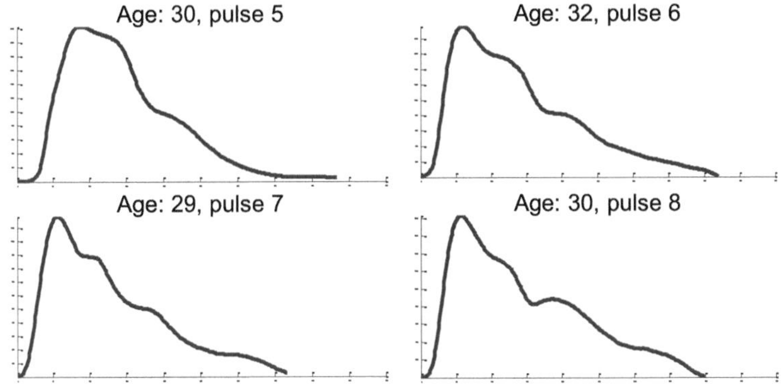

Fig .4.6 Forma de onda de pulso de mulheres com pequena diferença de idade

A idade é um fator importante que afecta a elasticidade dos vasos sanguíneos. Por conseguinte, a elasticidade dos vasos sanguíneos tem uma certa correlação com a idade. A partir deFig , pode ver-se que o valor WSAFP do indivíduo apresenta uma tendência crescente com a idade. Por conseguinte, o valor WSAFP também pode mostrar a tendência da elasticidade dos vasos sanguíneos para diminuir com a idadeTabela Este é o resultado e a fórmula de regressão de uma análise de regressão linear do valor WSAFP e da idade, utilizando a ferramenta de análise de regressão linear do Excel. A diferença com a idade obtida pela subtração do valor WSAFP do valor correspondente da reta ajustada muda com a idade, como se mostra naFig.4.7 gráfico residual.

Tabela .4.1 Resultados da análise de regressão univariada

	R Quadrado	Múltiplo R	F	Valor de p	fórmula de regressão
homens	0.53438	0.73101	37.874	6.13E-07	Y=0.067582+0.00075198×Age
mulheres	0.43833	0.66207	32.777	9.86E-07	Y=0.086135+0.00056858×Age

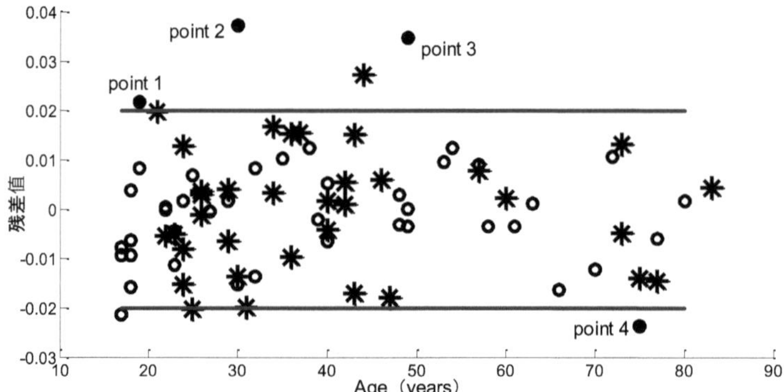

Fig.4.7 Grάfico do erro residual

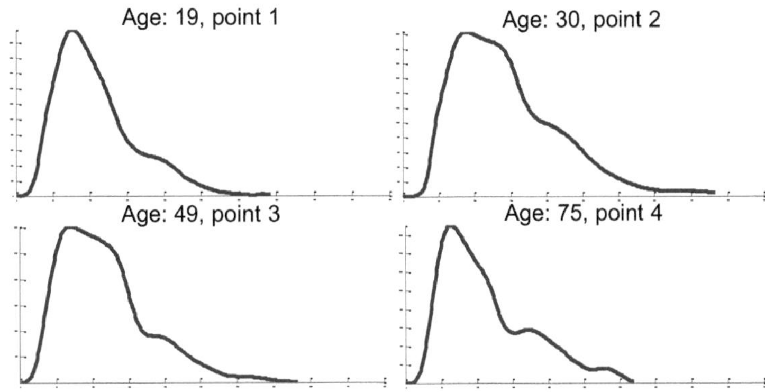

Fig.4.8 Onda de impulso correspondente ao ponto 1 - ponto 4

A partir da Tabela .1, podemos saber que o resultado do teste F é F_{homens}=37.874 >F (1, 30) = 4.17>F (1, 33), $F_{mulheres}$= 32.777 > F(1,30)= 4.17>F(1,42), e o valor P_{homens} e o valor $P_{mulheres}$ são muito inferiores a 0.05. O R quadrado e o R múltiplo do grupo masculino são 0,53438 e 0,73101, respetivamente, e o R quadrado e o R múltiplo do grupo feminino são 0,43833 e 0,66207, respetivamente. Por conseguinte, quando o nível de confiança é de 95%, a relação linear entre a idade e o valor WSAFP é significativa e tem uma boa correlação positiva. Por conseguinte, o valor WSAFP pode ser utilizado para refletir a tendência da elasticidade dos vasos sanguíneos para diminuir com a idade. Quanto maior for a idade, menor será a elasticidade dos vasos sanguíneos, e maior será o valor WSAFP.

Pode ser visto a partir do gráfico residual deFig.4.7 que os valores WSAFP da grande maioria dos indivíduos estão dentro do intervalo da linha de ajuste (-0,02, 0,02).Fig As ondas de pulso dos quatro pontos discretos ponto1, ponto2, ponto3, e ponto4 emFig.4.7 correspondem às ondas de pulso dos quatro pontos ponto1, ponto2, ponto3, e ponto4 fora de (-0.02, 0.02) in. O padrão das ondas de pulso destes quatro pontos é apresentado emFig.4.8 Os primeiros três pontos estão todos acima da linha reta. A idade do primeiro ponto é de 19 anos e a sua onda dicrótica não é significativa. A idade do segundo ponto é de 30 anos, a onda reflectida está numa posição alta, a onda dicrótica não é óbvia e está numa posição alta, e o ângulo da onda principal é grande. A idade do terceiro ponto é de 49 anos. O seu ângulo de onda principal é maior, a onda reflectida está numa posição elevada e a onda dicrótica não é óbvia. Através da análise da forma de onda destes três pontos, combinada com a investigação clínica, verifica-se que todos eles se encontram nos respectivos grupos etários e têm uma fraca elasticidade dos vasos sanguíneos. O quarto ponto está abaixo da linha reta. A idade é de 75 anos, mas o seu ângulo de onda principal é estreito e a onda dicrótica é mais óbvia. De acordo com a investigação clínica, nesta idade, esta forma de onda reflecte uma melhor elasticidade dos vasos sanguíneos. Ao analisar o valor residual, é possível determinar a diferença na elasticidade vascular de diferentes indivíduos do mesmo grupo etário. Isto também é útil para a prática clínica. Os médicos precisam frequentemente de comparar as diferenças de elasticidade vascular entre doentes do mesmo grupo etário para determinar se a elasticidade vascular do doente é anormal.

Este capítulo apresenta os novos parâmetros para extrair e avaliar a elasticidade dos vasos sanguíneos através da análise da forma de onda do pulso no domínio da frequência e discute a viabilidade da soma ponderada das amplitudes dos pontos caraterísticos do espetro para doenças do sistema cardiovascular. O fornece ajuda para a prevenção e o tratamento e também estabelece as bases para a investigação subsequente sobre este tópico.

Capítulo 5 Efeitos do WSAFP e do PWV na pressão arterial

A velocidade da onda de pulso é um parâmetro importante para avaliar a elasticidade vascular, entre os quais a velocidade de condução da onda de pulso da artéria braquial e da artéria do tornozelo pode avaliar bem a elasticidade vascular. Existe também uma forte correlação entre a velocidade da onda de pulso e a pressão arterial, que pode refletir alterações na pressão arterial humana, e as alterações na pressão arterial podem causar alterações na velocidade da onda de pulso. Os vasos sanguíneos do corpo humano são estruturas cavitárias elásticas. Os vasos sanguíneos com boa elasticidade podem converter parte da energia cinética em energia elástica, abrandando a velocidade do fluxo sanguíneo. Quando a parede do vaso sanguíneo endurece, esta transformação enfraquece, resultando num fluxo sanguíneo mais rápido e num aumento da velocidade da onda de pulso, que é frequentemente acompanhado por um aumento da pressão arterial. A medição da pressão arterial também é afetada pela elasticidade dos vasos sanguíneos. Estudos realizados demonstraram que a introdução de factores de elasticidade dos vasos sanguíneos na medição da pressão arterial pode compensar o erro na medição da pressão arterial e tornar a medição da pressão arterial mais exacta ([52]).

A velocidade da onda de pulso pode ser medida por batimento. Ao contrário do método de compensação do volume e do método de medição da tensão arterial, a medição da velocidade da onda de pulso não requer dispositivos de medição complexos e é fácil de utilizar. Por conseguinte, a medição contínua da pressão arterial através do método da velocidade da onda de pulso é uma direção de investigação importante na investigação da medição da pressão arterial. Embora a onda de pulso tenha uma correlação positiva com a tensão arterial e Moens tenha proposto um modelo quase linear [9] entre elas, a sua correlação é altamente discreta. Este facto também impede a medição contínua da pressão arterial utilizando a velocidade da onda de pulso. Este projeto utiliza a regressão binária para analisar a relação entre o valor de WSAFP, a VOP e a pressão arterial. Os resultados da análise obtidos mostram que eles têm uma boa correlação em múltiplas posturas.

5.1 Métodos experimentais

Os indivíduos testados neste projeto para estudar os efeitos dos parâmetros de avaliação da elasticidade vascular (valores WSAFP) e da PWV na pressão arterial foram três homens saudáveis de 25 anos e dois de 27 anos. Os sinais de onda de pulso e de ECG foram recolhidos utilizando a plataforma de aquisição de sinais produzida neste projeto e a pressão arterial foi medida utilizando o método do som de Korotkoff. Os pontos de medição da distância de propagação da onda de pulso utilizados para calcular a velocidade da onda de pulso são a ponta do dedo médio esquerdo e a axila. A distância entre estes dois pontos é utilizada para estimar a distância de propagação da onda de pulso. O ponto de recolha da onda de pulso é a artéria radial esquerda e o ponto de recolha da pressão arterial é a artéria braquial esquerda. O sinal de ECG é recolhido utilizando o método de três derivações mostrado emFig. . Os sinais de ECG e os sinais de ondas de pulso são recolhidos ao mesmo tempo e a frequência de recolha é de 500 Hz. Os indivíduos foram medidos num total de oito posturas, nomeadamente: postura de pé, com o braço esquerdo pendurado naturalmente (código de postura: P1); postura sentada, com a altura do pulso esquerdo ao mesmo nível que o coração (código de postura: P2); postura sentada, com o braço esquerdo pendurado e num ângulo de 45° em relação ao tronco (código da posição: P3); na posição sentada, o braço esquerdo pende naturalmente (código da posição: P4); na posição de dormir, o braço esquerdo fica naturalmente plano (código da posição: P5); na posição de dormir, o braço esquerdo está virado para cima e num ângulo de 45° em relação ao tronco (código de posição é P6); na posição de dormir, o braço esquerdo está virado para cima e a 90° em relação ao tronco (código de posição é P7); na posição de dormir, o braço esquerdo está virado para baixo e a 45° em relação ao tronco (código de posição é P8). Antes de medir cada posição, o indivíduo permanece em repouso durante um minuto para permitir a estabilização da pressão arterial e da onda de pulso antes da medição.

Utilizando o pico da onda R do sinal de ECG como sinal de início da transmissão da onda de pulso e o pico da onda principal da onda de pulso medida pela artéria radial esquerda como sinal final da transmissão da onda de pulso, o tempo de condução da onda de pulso T (tal comoFig.); utilizar a distância da axila da mão esquerda à ponta do dedo médio da mão esquerda para estimar a distância de transmissão da onda de pulso L; em seguida, a velocidade da onda de pulso PWV=L/T.

Processar a forma de onda medida quando o pulso esquerdo está numa posição sentada, com a altura do coração ao mesmo nível, e utilizá-la para calcular o parâmetro de avaliação da elasticidade dos vasos sanguíneos (valor WSAFP).

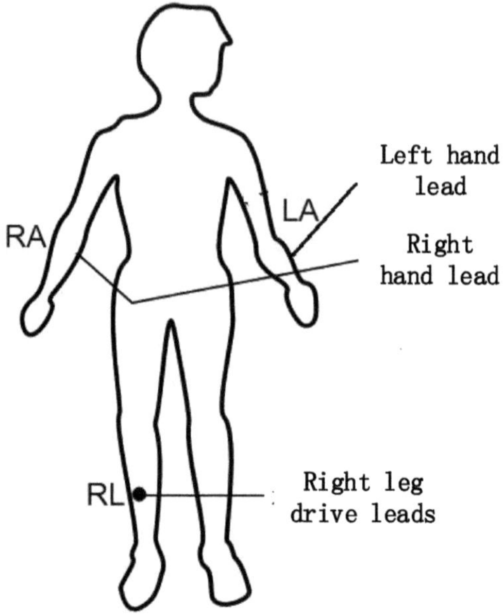

Fig. 5.1 Método de ligação das derivações ECG

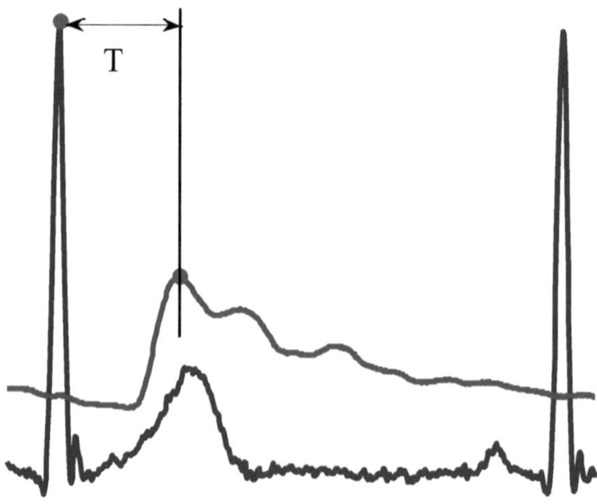

Fig. 5.2 Diagrama do tempo de trânsito da onda de impulso

5.2 Resultados experimentais e análise

Os valores de WSAFP dos cinco indivíduos foram calculados utilizando a fórmula como sendo 0,1003, 0,0578, 0,0902, 0,0704 e 0,0797, respetivamente. As distâncias de propagação da onda de pulso são 51cm, 52cm, 55cm, 55cm e 55cm, respetivamente. A onda de pulso medida numa posição sentada com a altura do pulso esquerdo ao mesmo nível que o coração é apresentada emFig. . Dois indivíduos de 27 anos de idade praticam habitualmente menos exercício físico, têm hábitos tabágicos e utilizam computadores durante muito tempo. Têm uma função cardiovascular deficiente e uma baixa elasticidade dos vasos sanguíneos; enquanto três indivíduos de 25 anos praticam exercício físico regularmente, não têm hábitos tabágicos e têm uma função cardiovascular deficiente e uma melhor elasticidade dos vasos sanguíneos. A partir das formas de onda de pulso Fig. , podemos ver que: as ondas reflectidas dos sujeitos a e c são óbvias, mas a posição da onda reflectida do sujeito a é superior à do sujeito c, e as ondas dicróticas dos sujeitos a e c não são tão óbvias como as dos três sujeitos de 25 anos; o sujeito b tem o ângulo de onda principal mais estreito e ondas dicróticas óbvias; as ondas de pulso dos sujeitos d e e são semelhantes, mas a onda dicrótica do sujeito d é mais óbvia e a posição do entalhe da onda dicrótica é mais baixa. De acordo com a investigação clínica, a ordem da elasticidade vascular dos cinco indivíduos, de alta para baixa, é b->d->e->c->a. A partir do valor calculado de WSAFP, pode ver-se que o seu valor reflecte a tendência de mudança da elasticidade vascular dos cinco indivíduos.

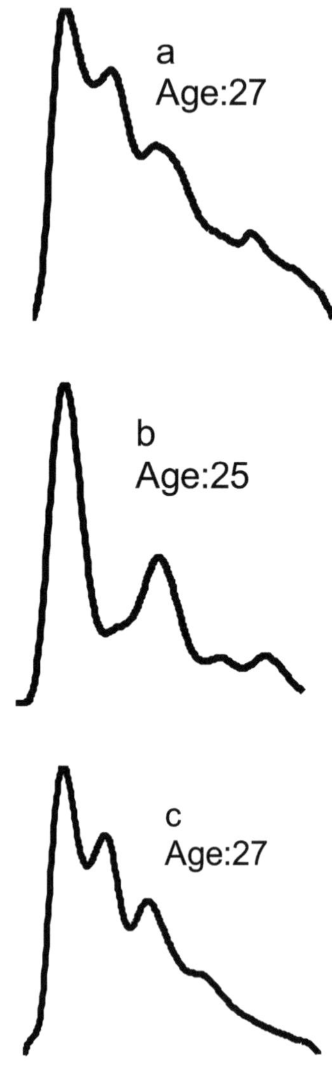
a
Age:27
b
Age:25
c
Age:27

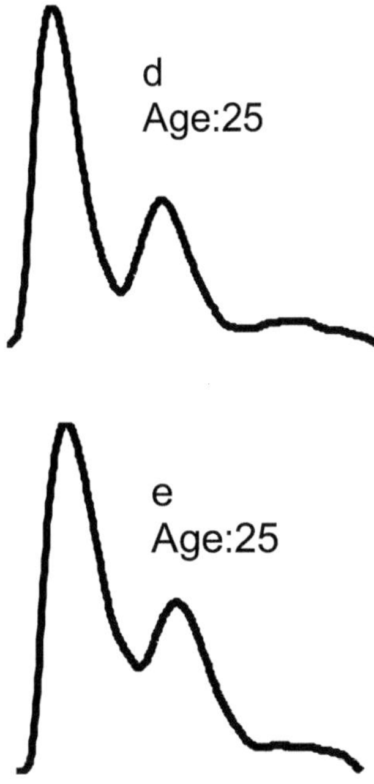

Fig. 5.3 Ondas de pulso de cinco indivíduos

Através da análise de regressão linear binária da relação entre a pressão sanguínea diastólica, o valor WSAFP e a VOP de cinco indivíduos em oito posturas, os resultados da análise de regressão são obtidos como se mostra no Tabela.5.1 . Para a forma da fórmula de regressão apresentada na fórmula (P_d é a pressão sanguínea diastólica, V é a velocidade da onda de pulso, W é a soma ponderada das amplitudes dos pontos caraterísticos do espetro), os seus parâmetros são os seguintesTabela. é apresentado.

$$P_d = \beta_{d0} + \beta_{d1}V + \beta_{d2}W \qquad (0.0)$$

Tabela.5.1 Resultados da análise de regressão binária da pressão arterial diastólica e WSAFP e PWV

Termo de anά lise	P1	P2	P3	P4	P5	P6	P7	P8
Múltiplo R	0.92 63	0.60 22	0.738 8	0.72 66	0.257 6	0.433 2	0.991 4	0.413 7
R Quadrad o	0.85 80	0.36 26	0.545 9	0.52 80	0.066 4	0.187 7	0.982 9	0.171 2
Quadrad o R ajustado	0.71 59	- 0.27 48	0.091 7	0.05 60	- 0.867 3	- 0.624 6	0.965 8	- 0.657 7
Erro padrão	7.76 95	7.54 88	10.26 45	9.49 51	12.85 51	10.66 41	2.662 9	20.41 81
Valor da observaç ão	5	5	5	5	5	5	5	5
F	6.04 04	0.56 89	1.202 0	1.11 85	0.071 1	0.231 1	57.43 92	0.206 5
Significâ ncia F	0.14 20	0.63 74	0.637 4	0.47 20	0.933 6	0.812 3	0.017 1	0.828 8

Tabela. 5.2 Tabela de parâmetros da fórmula de regressão da pressão arterial diastólica

	P1	P2	P3	P4
β_{d0}	-3.064E+02	-2.732E+01	-2.041E+01	1.443E+01
β_{d1}	2.309E+00	4.787E-01	4.054E-01	2.681E-01
β_{d2}	-1.234E+03	-2.571E+00	1.482E+02	-4.846E+01
	P5	P6	P7	P8
β_{d0}	3.348E+01	3.313E+02	-1.151E+02	3.262E+01
β_{d1}	2.955E-02	-1.569E+00	9.550E-01	1.295E-01
β_{d2}	2.197E+02	1.061E+03	-2.404E+02	7.327E+01

A regressão linear binária analisou a relação entre a pressão arterial sistólica, o valor de WSAFP e a VOP de cinco indivíduos em oito posturas. Os resultados da análise de regressão foram obtidos como se mostra emTabela.5. .3. Para a fórmula A fórmula de regressão apresentada (P_s é a pressão sanguínea sistólica, V é a velocidade da onda de pulso, W é a soma ponderada das amplitudes dos pontos caraterísticos do espetro) e os seus parâmetros são apresentados emTabela.

$$P_s = \beta_{s0} + \beta_{s1}V + \beta_{s2}W \tag{0.0}$$

Tabela.5. 3 Resultados da análise de regressão binária da pressão arterial sistólica e WSAFP e PWV

Termo de anɑ́ lise	P1	P2	P3	P4	P5	P6	P7	P8
Múltiplo R	0.836 6	0.75 22	0.87 71	0.93 40	0.730 8	0.651 9	0.964 1	0.613 0
R Quadrad o	0.699 9	0.56 58	0.76 94	0.87 24	0.534 1	0.425 0	0.929 6	0.375 8
Quadrad o R ajustado	0.399 9	0.13 16	0.53 88	0.74 48	0.068 3	- 0.150 1	0.859 1	- 0.248 4
Erro padrão	12.10 58	6.70 05	9.40 32	7.31 61	17.83 00	10.49 64	6.771 7	17.57 06
Valor da observaç ão	5	5	5	5	5	5	5	5
F	2.332 7	1.30 31	3.33 61	6.83 55	1.146 5	0.739 0	13.19 66	0.602 1
Significâ ncia F	0.300 1	0.43 42	0.23 06	0.12 76	0.465 9	0.575 0	0.070 4	0.624 2

Tabela. 5.4 Tabela de parâmetros da fórmula de regressão da pressão arterial sistólica

	P1	P2	P3	P4
β_{s0}	-1.349E+02	5.883E+01	-7.615E+01	9.564E+01
β_{s1}	1.391E+00	1.384E-04	8.529E-01	-7.918E-02
β_{s2}	-4.009E+02	7.322E+02	2.176E+02	3.927E+02
	P5	P6	P7	P8

β_{s0}	1.608E+01	3.959E+02	-1.143E+02	1.053E+02
β_{s1}	2.324E-01	-1.786E+00	1.120E+00	-2.900E-01
β_{s2}	3.917E+02	1.458E+03	-1.913E+02	9.470E+02

A partir dos resultados da Tabela.5.1 e da análise de regressão binária, pode verificar-se que, quando se utilizam quatro posturas P1, P2, P3, P4 e P7 (postura de pé, o braço esquerdo pende naturalmente; postura sentada, a altura do pulso esquerdo está ao mesmo nível que o coração, o braço esquerdo inclinado e a 45° em relação ao tronco; posição sentada, com o braço esquerdo pendente naturalmente; posição de dormir, com o braço esquerdo levantado a 90° em relação ao tronco). A pressão arterial diastólica de diferentes indivíduos foi analisada com base no valor WSAFP e PWV, e verificou-se que eles eram significativamente diferentes da pressão arterial diastólica. A correlação é boa, os valores de R múltiplo são 0,9263, 0,6022, 0,7388 e 0,9914, respetivamente; emTabela.5.Verifica-se que são utilizadas oito posturas (posição de pé, o braço esquerdo pende naturalmente; posição sentada, a altura do pulso esquerdo está ao mesmo nível que o coração, a mão esquerda posição sentada com os braços pendentes e a 45° em relação ao tronco, e o braço esquerdo pende naturalmente; posição de dormir, com o braço esquerdo deitado naturalmente; posição de dormir, com o braço esquerdo para cima a 45° com o tronco; posição de dormir, com o braço esquerdo para cima a 90° com o tronco; posição de dormir, colocado para baixo, a 45° em relação ao tronco), a correlação entre a pressão arterial sistólica, o valor WSAFP e a VOP é boa. Os seus valores de R múltiplo são 0,8366, 0,7522, 0,8771, 0,9340, 0,7308, 0,6519, 0,9641 e 0,6130.

Quando os sinais de onda de pulso e de ECG são utilizados para medir a velocidade da onda de pulso e, em seguida, a pressão arterial é medida continuamente através da velocidade da onda de pulso medida, é necessário utilizar outros métodos de medição para medir a pressão arterial antes de cada medição e, em seguida, através da análise dos dados, obtém-se a fórmula de cálculo da pressão arterial . A fórmula de medição da tensão arterial não pode ser reutilizada entre diferentes doentes, e os parâmetros da fórmula de cálculo devem ser recalibrados. Por conseguinte, quando não existe outra forma de medir primeiro a tensão arterial, a utilização do método da velocidade da onda de pulso para medir a tensão arterial é limitada e não favorece a sua promoção.

Os resultados da investigação deste projeto mostram que o tempo de condução da onda de pulso é medido utilizando o pico da onda R do sinal ECG como ponto de partida e o pico da onda principal da artéria radial como ponto final. A distância entre a axila esquerda e a ponta do dedo médio esquerdo é utilizada para estimar a distância de transmissão da onda de pulso. O tempo de condução e a distância de transmissão são utilizados para calcular a velocidade da onda de pulso; em seguida, o parâmetro de avaliação da elasticidade vascular (valor WSAFP) é calculado no domínio da frequência; por fim, é efectuada uma análise exaustiva das alterações da pressão arterial sistólica e diastólica causadas pelas diferenças no valor WSAFP e na VOP entre diferentes indivíduos, e são encontradas alterações na pressão arterial. Por conseguinte, os valores WSAFP e PWV podem ser utilizados para estabelecer fórmulas de regressão entre eles e a pressão arterial diastólica e a pressão arterial sistólica, respetivamente, para calcular os valores da pressão arterial; a análise da forma da onda de pulso e a velocidade da onda de pulso podem ser utilizadas de forma abrangente para medir a pressão arterial, a fim de ultrapassar o problema de utilizar apenas a velocidade da onda de pulso para medir a pressão arterial. Antes de cada medição, é necessário utilizar outros métodos para medir a tensão arterial e calibrar os parâmetros da fórmula de medição.

Capítulo 6 Resumir

Este projeto utiliza a onda de pulso adquirida na artéria radial esquerda e o sinal de ECG recolhido de forma sincronizada para extrair parâmetros de avaliação da elasticidade dos vasos sanguíneos e da velocidade da onda de pulso e, em seguida, explora métodos de medição da pressão arterial através destes dois parâmetros, o que é inovador. O projeto alcançou alguns resultados, mas também existem algumas lacunas.

6.1 Principais trabalhos e realizações

As principais realizações deste projeto são as seguintes:

1) Utilizando as ondas de pulso recolhidas de 80 indivíduos, a transformada discreta de Fourier foi utilizada no domínio da frequência para analisar a soma ponderada das amplitudes dos pontos caraterísticos do novo espetro de parâmetros que reflecte a elasticidade dos vasos sanguíneos e demonstrou a sua viabilidade.

2) Utilizando a soma ponderada das amplitudes dos pontos caraterísticos do espetro obtidos através da análise combinada com a velocidade da onda de pulso para analisar o seu impacto na pressão arterial, verificámos que têm uma boa correlação com a pressão arterial sistólica e a pressão arterial diastólica entre diferentes indivíduos em múltiplas posições. Relevância. Foi proposta a ideia de utilizar esta caraterística para medir a pressão arterial.

3) Construiu uma plataforma de aquisição de hardware para ECG e ondas de pulso e concebeu uma plataforma de aquisição para o computador anfitrião utilizando o software de desenvolvimento de instrumentos virtuais Labview.

6.2 As principais lacunas

Embora esta investigação tenha concluído um certo volume de trabalho, existem ainda lacunas, por exemplo:

1) Para facilitar a operação de medição da tensão arterial e a recolha de dados, não foi utilizado qualquer método invasivo para medir a tensão arterial, o que deu origem a alguns erros na experiência.

2) A recolha de dados utiliza a transmissão por porta série e a velocidade de transmissão da porta série limita a frequência de amostragem dos dados. O método com fios utilizado para a transmissão de dados torna a recolha de dados sujeita a determinadas condições e exige uma mudança para métodos sem fios.

3) A plataforma de recolha de dados tem de ser suportada por computadores, o que não é propício à recolha de dados. É necessário desenvolver-se no sentido da miniaturização, da inteligência e de pequenas plataformas para tornar a recolha de dados mais conveniente.

4) É necessário complementar ainda mais os dados e criar uma base de dados para analisar melhor a relação entre a soma ponderada das amplitudes dos pontos caraterísticos do espetro, a velocidade da onda de pulso e a pressão arterial.

Parte Ⅱ: Investigação sobre métodos de deteção e análise de informações de ondas de pulso

Capítulo 1 Introdução

1.1 Contexto e significado da investigação

Nas últimas uma ou duas décadas, com a aceleração do envelhecimento da população mundial, a melhoria do nível económico e tecnológico dos países em desenvolvimento e as mudanças no ambiente e nos hábitos de vida das pessoas, a insuficiência cardíaca, o enfarte cerebral, a doença coronária, a hipertensão, etc., têm vindo a aumentar de ano para ano. A incidência das doenças cardiovasculares está a aumentar de ano para ano. As taxas de mortalidade e de incapacidade causadas pelas doenças cardiovasculares estão a aumentar de ano para ano. De acordo com o relatório de 2008 da Organização Mundial de Saúde: As doenças cardiovasculares são a principal causa de morte humana em todo o mundo, e o número de pessoas que morrem de doenças cardiovasculares representa o número total de mortes em todo o mundo29%. As doenças cardiovasculares tornaram-se a doença crónica número um no meu país, com elevada mortalidade, elevada taxa de incapacidade, elevados riscos médicos e elevados custos médicos. O relatório de 2008 sobre as doenças cardiovasculares na China revela que o número anual de mortes por doenças cardiovasculares no meu país está estimado em 300 milhões e que as doenças cardiovasculares se tornaram uma séria ameaça para a saúde. É a principal causa de morte. Por conseguinte, a prevenção, o tratamento e o diagnóstico das doenças cardiovasculares tornaram-se os principais problemas enfrentados pela comunidade médica do meu país.

A arteriosclerose e a hipertensão são as principais causas de várias doenças cardiovasculares. Nas fases iniciais das doenças cardiovasculares, embora o doente ainda não tenha sentido sintomas, há uma série de problemas cardiovasculares, como o fluxo sanguíneo, a pressão arterial, a elasticidade dos vasos sanguíneos, a resistência vascular e a viscosidade do sangue. Se as alterações destes parâmetros do fluxo sanguíneo puderem ser detectadas precocemente e as informações sobre as caraterísticas do fluxo sanguíneo puderem ser analisadas, poderá ser possível diagnosticar a arteriosclerose e a hipertensão, dois potenciais factores de risco para as doenças cardiovasculares, antes de o doente apresentar sintomas conscientes. O diagnóstico da arteriosclerose e da hipertensão, dois potenciais factores de risco para as doenças cardiovasculares, pode ser efectuado antes de o doente apresentar sintomas conscientes, o que é muito importante para a proteção da vida e da saúde das pessoas. A investigação existente e as estatísticas clínicas mostram que as alterações nas formas de onda de pulso podem refletir alterações nos parâmetros do fluxo sanguíneo cardiovascular. Por conseguinte, com base na análise e na comparação das ondas de pulso entre pessoas saudáveis e pessoas com elevado risco de doença, é possível diagnosticar doentes com doenças cardiovasculares e proporcionar uma intervenção e um tratamento eficazes.

O sistema cardiovascular é constituído pelo coração, artérias, capilares e veias. O coração humano contrai-se e relaxa ritmicamente, fazendo com que o sangue nos vasos sanguíneos circule continuamente numa direção. A contração e o relaxamento do coração empurram o sangue ao longo dos vasos sanguíneos para produzir um sinal de pulso. Um grande número de estudos descobriu que as caraterísticas de propagação das ondas de pulso estão intimamente relacionadas com muitos parâmetros fisiológicos do sistema cardiovascular. A onda de pulso é uma fonte de informação "natural". Tem aplicações importantes no estudo quantitativo da informação de pulso humano. valor. Teoricamente, se a relação entre as caraterísticas de propagação das ondas de pulso e os padrões de fluxo sanguíneo puder ser estudada qualitativa ou quantitativamente, os parâmetros cardiovasculares humanos podem ser diagnosticados através da medição das ondas de pulso.

1.2 Situação da investigação

A informação sobre as ondas de pulso tem um valor extrema mente importante para o diagnóstico de várias doenças do corpo h umano. Os académicos estrangeiros têm trabalhado muito na investi gação teórica sobre ondas de pulso. Em 1947, King considerou a parede do vaso sanguíneo juntamente com o sangue e obteve o cál culo da velocidade da onda correspondente, permitindo que a espes sura da parede fosse variável. Em 1954, Morgan e Kiely propusera m um modelo analítico da propagação de ondas de pulso no fluxo sanguíneo [1], deram soluções analíticas para a equação linear do fl uxo e para a equação do movimento da parede do vaso sanguíneo e introduziram a espessura equivalente para considerar a influência do tecido periférico no movimento da parede do vaso sanguíneo. E m 1957, Womersley propôs o modelo de parâmetros de distribuição linear Teoria de Womersley [2], Womersley Partindo das equações lineares do fluxo sanguíneo, das equações lineares do movimento d a parede do vaso sanguíneo e das condições de fronteira lineares d entro de intervalos de parâmetros fisiologicamente significativos, ass ume que a parede do vaso sanguíneo arterial tem paredes finas, qu e o vaso sanguíneo é um tubo reto homogéneo de comprimento in finito, que o material da parede do vaso sanguíneo é um elastómer o linear isotrópico e que o fluxo sanguíneo no vaso sanguíneo é u m fluxo axialmente simétrico totalmente desenvolvido. Em particula r, assume-se que a pressão, o caudal, o deslocamento da parede do vaso sanguíneo, etc. são compostos por uma série de componentes harmónicos, e que todos estes componentes satisfazem o princípio da sobreposição linear. Nesta base, a teoria de Womersley fornece equações teóricas linearizadas de controlo do fluxo sanguíneo, obte ndo assim soluções analíticas para a pressão sanguínea, velocidade do fluxo, taxa de fluxo, etc. A teoria de linearização de Womersle y foi alargada para analisar tubos rectos rígidos, tubos rectos elásti cos, tubos rectos de diâmetro reduzido, estenoses locais, tubos bifur cados, etc., e simular o fluxo pulsante de redutores, tubos bifurcad os, etc., com base na teoria das linhas de transmissão eléctrica. Po rtanto, a teoria de Womersley lançou as bases para a teoria de pro pagação de ondas de pulso linearizadas. Em 1967, Goldwyn e Watt propuseram o modelo de cavidade elástica dupla [3]. Em 1968, At abek propôs um modelo completo de onda de pulso linearizado.

Em termos de investigação e aplicação do sistema de pulso h umano, tanto os académicos orientais como os ocidentais deram co ntributos diferentes. Os estudiosos ocidentais fizeram mais investiga ção sobre análise teórica e cálculo (ou seja, modelação), enquanto os estudiosos nacionais se concentram principalmente na deteção e análise de sinais de pulso. No estrangeiro, a análise moderna da pr opagação das ondas de impulsos só começou no século XX50. Os investigadores mais representativos das décadas de 1950 a 1970 sã o Womersley, McDonald, Bergel, Fung e Gang Xiaotian et al. Nest a base, foi discutida a lei de propagação do fluxo pulsátil arterial. Cox et al. alargaram o modelo de paredes finas utilizado por Wom ersley ao caso de paredes de espessura finita, tornando os resultado s mais fáceis de corresponder às paredes arteriais reais. Entre em c ontacto. Desde o início da década de 198020século80, investigadore s de muitas instituições de investigação não médicas e de ciências e engenharia, nacionais e estrangeiras, exploraram, a partir das suas diferentes perspectivas profissionais, o mecanismo e os factores qu e influenciam a geração de ondas de pulso, a relação entre as alter ações da forma de onda e os factores fisiológicos durante a propag ação das ondas de pulso, etc., e aplicaram métodos modernos de e ngenharia e análise de sistemas para analisar as ondas de pulso no domínio do tempo e no domínio da frequência. E os parâmetros d e pulso são medidos por computadores electrónicos, estabelecendo assim um modelo matemático de ondas de pulso e um método de simulação matemática de ondas de pulso para aplicação clínica. Liu Zhaorong e Li Xixi compararam a artéria braquial a um tubo elás tico uniforme e obtiveram a expressão analítica da pressão transitór ia na artéria radial em condições lineares [4]. Wu Shigui e outros p ropuseram uma teoria não linear de propagação de ondas de impul so que inclui o movimento dos vasos sanguíneos e dos tecidos per iféricos[5]. Qian Weili e outros propuseram um modelo matemático para sintetizar ondas de pulso a partir de três funções Gaussianas (onda em forma de sino). Uma função Gaussiana pode construir u ma onda em forma de sino. Por conseguinte, um ciclo de onda de pulso da artéria radial pode ser sintetizado utilizando 3 funções Ga ussianas, correspondentes à onda principal, à onda dicrótica e à on da pré-dicrótica, respetivamente[6]. Com base no modelo estabelecid o pelo Professor Jaron e outros da Universidade de Drexel nos Est ados Unidos, Bai Jing e outros adicionaram partes como o átrio es querdo e a circulação pulmonar, e estabeleceram um modelo do m embro superior humano, os seus resultados de experiências de simu lação são basicamente consistentes com os resultados de ensaios clí nicos[7]. [8]. O valor K pode refletir melhor os factores fisiológicos, como a resistência periférica dos vasos sanguíneos, a elasticidade da parede dos vasos sanguíneos e a viscosidade do sangue no siste ma cardiovascular humano.

Os sensores são a parte mais importante do sistema de deteçã o de sinais de impulso. Podem ser divididos principalmente em sen sores de contacto, como os de pressão e os fotoeléctricos, e sensor es sem contacto, como os microfones e a tecnologia Doppler ultra-sónica. Em 1979, Li Jingtang concebeu o transdutor de impulsosH MX-3C, que é um sensor de estado sólido do tipo cantilever com um contacto rígido de extensómetro. Transdutor de medição de for ça[9]. Década de 1980No início da década de 1980, o Dr. John H. Laub, dos Estados Unidos, concebeu um monitor de pulso do tipo braçadeira de dedo, que colocava três transdutores de pressão lado a lado. O médico coloca esta braçadeira na parte da frente da luva com os dois dedos do meio e pressiona-a no pulso do paciente p ara diagnosticar a pulsação;1981, Estados Unidos Honeywell A emp resa desenvolveu um sensor de pressão de silicone piezoresistivo p ara testar sinais de pulsação[10].

A análise das ondas de impulsos envolve principalmente a co mparação das diferenças nas formas de onda de impulsos e nas ve locidades de propagação entre condições normais e patológicas, ou a extração de parâmetros caraterísticos do domínio do tempo ou do domínio da frequência para análise e investigação. Os principais métodos de análise incluem o método de análise no domínio do te mpo, o método de análise no domínio da frequência, o método de análise conjunta tempo-frequência, o método de análise por modela ção matemática e o método de análise da velocidade de propagaçã o das ondas de pulso, etc.

A elasticidade arterial (Elasticidade), também conhecida como complacência (Conformidade), reflecte principalmente o estado da f unção diastólica arterial, que depende do tamanho do lúmen arterial e da dureza da Rigidez ou Distensibilidade[11]. A elasticidade arter ial não só determina a pressão arterial sistólica, a pressão arterial diastólica e os níveis de pressão de pulso, como também reflecte a função endotelial arterial. Um dos marcadores importantes dos fact ores de risco cardiovascular é a redução da elasticidade arterial. A pressão de pulso reflecte, até certo ponto, a função elástica das art érias, mas o tamanho da pressão de pulso é o resultado de múltipl os factores, como as ondas de reflexão da pressão vascular periféri ca, o volume sistólico, a velocidade de ejeção do ventrículo esquer do e a elasticidade arterial. Normalmente, em termos clínicos, um aumento da pressão de pulso medida na artéria braquial é um sinal tardio de declínio significativo da elasticidade arterial, pelo que a pressão de pulso não pode ser um indicador precoce para avaliar c om precisão a elasticidade arterial. As alterações do diâmetro do lú men arterial durante a sístole e a diástole observadas através de ec ografia vascular ou equipamento de ressonância magnética podem r efletir a função elástica das artérias, mas apenas reflectem a função de uma determinada secção da artéria e não podem refletir a funç ão elástica de todo o sistema arterial.

Os métodos de deteção da função elástica arterial podem ser divididos em métodos não invasivos e invasivos. Os meios invasiv os de teste, como o cateterismo cardíaco, a angiografia coronária e o cateterismo intra-arterial, embora sejam altamente precisos na det eção da função elástica arterial, são invasivos e dispendiosos, o qu e limita a sua aplicação clínica. Atualmente, existe uma variedade de métodos não invasivos para detetar a função elástica do sistema arterial, tais como o índice de realce sistólico da onda de reflexã o da pressão, o parâmetro de atenuação diastólica da onda de puls o, a velocidade de condução da onda de pulso e a análise da onda de choque de pressão na braçadeira durante a medição da pressão arterial.

(1)Velocidade da onda de pulso

A medição da velocidade da onda de pulso tem sido utilizada há muito tempo para avaliar a distensibilidade e a rigidez da pared e arterial. A VOP é medida através da medição do tempo de trâns ito da onda de pulso e da distância entre os dois locais de mediçã o. A fórmula de cálculo é $PWV = \Delta L / \Delta t$.

O tempo de propagação □t é a diferença de tempo entre as d uas formas de onda, a distância □L é a distância entre os dois se nsores. Está clinicamente provado que a elasticidade arterial e a ve locidade da onda de pulso têm uma boa correlação. PWV O méto do de medição é simples, rápido e tem boa repetibilidade durante o acompanhamento pessoal. Também é adequado para inquéritos ep idemiológicos e observações de acompanhamento de grandes amostr as. VOP O valor é afetado por muitos factores, como a altura, o peso, a pressão arterial e a frequência cardíaca; o erro na medição da distância à superfície corporal pode afetar significativamente a p recisão dos dados[12- 13].

(2)Índice de melhoria das ondas de reflexão

Quando a onda de pressão se propaga para a frente ao longo da parede arterial em direção à periferia, a onda é reflectida em v asos sanguíneos com estruturas de tecido obviamente diferentes (no rmalmente arteríolas de resistência). A onda reflectida conduz retro gradamente para a artéria proximal à mesma velocidade, e conduz retrogradamente. Haverá uma sobreposição com a onda de pressão que conduz para a frente. O local onde ocorre a reflexão da onda, geralmente designado por ponto de reflexão, situa-se, em média, a cerca de 80 centímetros do coração. Quando a velocidade de cond ução da onda de pressão é normal, a onda reflectida e a onda de pressão anterior normalmente sobrepõem-se durante a diástole. Se o ponto reflexo estiver avançado ou a VOP aumentar, a sobreposiçã o ocorre no final da sístole. Na artéria central (ou seja, aorta), a a ltura da onda de reflexão sobreposta durante a sístole dividida pela altura da onda de pressão durante toda a sístole (ou seja, pressão de pulso da artéria central) é chamada de índice de aumento da o nda de reflexão (Augmentation Index, AI), AI = □P / PPc (□P: a mplificação da onda de reflexão da pressão da artéria central, PPc: pressão de pulso da artéria central). A IA pode refletir quantitativa mente a elasticidade geral de todo o sistema arterial e também pod e refletir a reflexão da onda de pressão causada por mudanças elás ticas em artérias grandes e pequenas. O IA é a expressão global d o ponto de reflexão da onda de pressão, da intensidade e das alter ações de velocidade. O IA tem uma base teórica relativamente razo ável e credível, pode interpretar especificamente o mecanismo de a umento da pressão arterial sistólica e da pressão de pulso, e tornou -se um indicador valioso para avaliar a elasticidade arterial global.

IA O defeito da medição é que a exatidão da onda de pressã o da artéria radial medida depende da proficiência do operador, co mo o ângulo da sonda, o tremor da mão e a quantidade de pressã o aplicada, o que requer proficiência. Só se pode confiar nos dado s recolhidos, caso contrário, a reprodutibilidade será fraca durante o seguimento [14-15].

(3)Tecnologia de seguimento de ecos vasculares

O princípio da tecnologia de seguimento de ecos vasculares é diferente de vários métodos de inspeção convencionais. Segue as tr ajectórias de movimento dos vasos arteriais durante a sístole e a di ástole em tempo real, recolhe informações originais que contêm am plitude e fase e, em seguida, converte os sinais de pulso recolhido s em A mudança de fase é convertida numa medição de distância, pelo que a mudança de fase causada pela deslocação da parede do tubo pode ser obtida e convertida numa migração de bits. O valor da alteração do diâmetro interno obtido automaticamente pelo comp utador é introduzido na ferramenta de análise e o índice de elastici dade vascular é calculado automaticamente, como o módulo de elas ticidade (EP), a rigidez (β), a onda de pulso (PWV), a complacênc ia (AC), o índice de melhoria (AI), etc. Esta tecnologia não necess ita de medir repetidamente o diâmetro do tubo e a distância entre dois pontos, e realiza a medição automática da PWV e de vários parâmetros elásticos, e a precisão atinge 0,01 mm, tornando a oper ação do médico ultrassonografista mais fácil e rápida, e tem um v alor clínico extremamente elevado[16].

(4)Índice de elasticidade das artérias grandesC1e índice de elas ticidade das artérias pequenasC2

O índice de elasticidade das artérias grandesC1 é o rácio entre a diminuição do volume do fluxo sanguíneo diastólico e a diminu ição da pressão, também conhecido como complacência de volume; o índice de elasticidade das artérias pequenasC2 é o rácio entre a alteração oscilatória do volume do fluxo sanguíneo diastólico e a alteração oscilatória da pressão, também conhecido como complacên cia oscilatória[17-18]. 1967AnoGoldwynBaseado na circulação sanguín ea humana Windkessel O modelo foi estabelecido para calcular a p artir da forma de onda de pulso diastólico A equação teórica deC1 eC2decompõe a forma de onda de pressão numa curva de atenuaçã o de potência exponencial e numa curva de oscilação de onda refl ectida[19], estabelecendo assim uma relação funcional entre a pressã o em qualquer momento da diástole arterial e a elasticidade das gr andes e pequenas artérias, e calculouC1eC2, reflectindo a relação e ntre pressão e volume em todo o sistema. Atualmente, o aparelho de teste da função de elasticidade arterial (CVProfilorDO-2020, em presa HDI, EUA) é utilizado para registar a forma de onda de pul so da artéria radial. Tem uma sonda de alta fidelidade, que é fixad a no ponto mais óbvio da flutuação do pulso da artéria radial, regi sta a forma de onda da artéria radial e utiliza um computador para calcular e analisar a atenuação da pressão diastólica. É simples de operar, consome menos tempo e é mais adequado para promoção e utilização clínica. C1eC2reflectem a função elástica das grandes e pequenas artérias, respetivamente,C1eC2 Quanto menor for o valor, pior é a elasticidade das grandes e pequenas artérias. Embora o si nal adquirido seja apenas a forma de onda da pressão da artéria ra dial, C1eC2reflectem a pressão intra-arterial de todo o sistema A r elação com o volume (mL/mmHg), ou seja, a complacência ou ela sticidade arterial. Quanto maiores foremC1eC2 , melhor será a elas ticidade das grandes e pequenas artérias. C1eC2são obviamente afe ctados pelo sexo, idade e nível de pressão arterial (especialmente a pressão arterial sistólica)([20]). C1eC2 têm boa repetibilidade.

(5)Análise do sinal de oscilação da pressão arterial do manguit o (AOCS)

Esta técnica não invasiva utiliza o analisador Dyna Pulse 5000 (Pulsemetric Inc., EUA) para analisar as mangas de investigação. Tem um sinal de oscilação da pressão sanguínea, e este sinal de o scilação da braçadeira é gerado pelo acoplamento de alterações na pressão sanguínea da artéria braquial e na pressão da braçadeira. Q uando a braçadeira esvazia de uma pressão superior à pressão sistó lica para uma pressão inferior à pressão diastólica, um transdutor d e pressão de diafragma de silicone na braçadeira pode gerar um si nal elétrico, que é depois passado através do conversor para gerar um sinal digital contínuo, e o computador reconhece as alterações de pressão oscilantes de acordo com a produção de sinais caraterísticos. É utilizada uma fórmula matemática para calcular a elasticidade da artéria braquial e a complacência do sistema, denominada AOCS[21]. O princípio desta tecnologia para medir a complacência vascular consiste em comparar a artéria braquial e a aorta com um modelo físico tubular elástico, combinado com o sinal de oscilação da braçadeira, e utilizar um software informático para analisar as derivadas da alteração da pressão máxima e mínima (dp /dtMax,dp/dtMin)e a diferença de tempo entre as duas (tpp), e depois calcular a complacência da artéria braquial e a complacência total. Os parâmetros funcionais elásticos calculados reflectem a complacência de toda a vasculatura, dos quais 90% dependem da elasticidade das grandes artérias. Estudos confirmaram que a AOCS tem uma boa correlação com a complacência vascular e a pressão de pulso obtidas por métodos invasivos. Embora este método tenha sido utilizado para observar a relação com lesões em órgãos-alvo e observar alterações no tratamento medicamentoso, a sua aplicação é relativamente rara.

De um modo geral, os métodos acima referidos de deteção e avaliação não invasivas da elasticidade vascular têm, cada um, as suas próprias vantagens e desvantagens. O facto de a base teórica ser suficiente também é controverso. Não existe um índice unificado de elasticidade e distensibilidade vascular. No entanto, métodos como a ecografia vascular e a ressonância magnética vascular são dispendiosos e difíceis de utilizar em grande escala.

Capítulo 2 Teoria da onda de impulsos e métodos de processamento de sinais

2.1 Teoria da onda de impulso

2.1.1 Mecanismo de geração de ondas de impulso

Quando o ventrículo se contrai e espreme o sangue para a aorta, não só empurra o sangue para fluir gradualmente ao longo do sistema arterial para os vasos sanguíneos circundantes, mas também faz com que a pressão sanguínea no vaso sanguíneo perto da raiz da aorta perto do coração aumente e a parede arterial se expanda. O grau de expansão da parede arterial está relacionado com o aumento de sangue no lúmen. Durante o período de ejeção rápida, o fluxo de sangue da extremidade proximal da aorta excede o seu fluxo de saída, resultando num rápido aumento do volume de sangue no lúmen, o que leva a um rápido aumento da pressão intratubular e a uma rápida expansão da parede arterial. À medida que o ventrículo entra na fase de ejeção lenta, o volume de entrada na extremidade proximal da aorta torna-se gradualmente inferior ao volume de saída, e o volume de sangue intraluminal diminui gradualmente. Como resultado, a pressão diminui e a parede da artéria recua elasticamente em conformidade. Quando o ventrículo começa a relaxar, a pressão intraventricular cai rapidamente, e o sangue na extremidade proximal da aorta flui para trás em direção ao ventrículo ao longo da diferença de pressão, fazendo com que a pressão na extremidade proximal da aorta diminua ainda mais. A parede arterial continua a retrair-se elasticamente e, ao mesmo tempo, a válvula a

órtica é empurrada para a frente. Fecha-se rapidamente. Em seguid
a, o sangue que flui de volta para o ventrículo é bloqueado pela v
álvula aórtica fechada e, depois, flui de volta para a aorta após a
reflexão. Além disso, o sangue no segmento vascular adjacente pert
o da extremidade proximal da aorta continua a fluir de volta para
o ventrículo devido à inércia. Em conjunto, o sangue flui de volta
para o ventrículo. Após o fecho da válvula aórtica, o volume de s
angue na extremidade proximal da aorta aumenta ligeiramente, a pr
essão aumenta em conformidade e a parede arterial expande-se tem
porariamente. Durante toda a diástole ventricular, quando o ventrícu
lo deixa de ejetar sangue para a aorta, o recuo elástico da parede
da aorta empurra o sangue para continuar a fluir para os vasos sa
nguíneos circundantes e o volume de sangue no lúmen proximal d
a aorta diminui gradualmente. Subsequentemente, a pressão sanguín
ea da aorta proximal diminui gradualmente e a parede arterial regr
essa gradualmente ao seu estado original antes do início da sístole.
Este tipo de pulsação é a pulsação mais precoce que ocorre no si
stema arterial e é designada por onda inicial da pulsação arterial[22].

Durante a sístole ventricular, a onda inicial do pulso arterial é
restringida principalmente por 3 factores: a velocidade de ejeção e
capacidade ventricular, a elasticidade da parede proximal da aorta e
a resistência ao fluxo sanguíneo causada pelos vasos sanguíneos e
pelo sangue. Se o volume sanguíneo de cada batimento cardíaco
aumenta e a parede do vaso sanguíneo na extremidade proximal da
aorta pode expandir-se totalmente, a expansão da parede do vaso
sanguíneo durante a sístole pode atingir um nível maior; enquanto
que quando a elasticidade da parede do vaso sanguíneo na extremi
dade proximal da aorta diminui, a parede do vaso sanguíneo na ex

tremidade proximal da aorta expandir-se-á durante a sístole. A expansão da parede do vaso é limitada pela elasticidade do vaso a um nível mais pequeno. Quanto ao aumento da resistência vascular periférica, pode reduzir a saída de sangue da aorta, e o volume de sangue na cavidade proximal da aorta acelerará durante a sístole, e a velocidade e o procedimento de aumento da pressão e expansão da parede aumentarão. Pelo contrário, à medida que a resistência vascular periférica diminui, a tendência de aumento do volume sanguíneo na aorta proximal durante a sístole abranda e a velocidade e o procedimento de aumento da pressão e expansão da parede diminuem.

A porção diastólica da onda inicial do pulso arterial que ocorre depois de os ventrículos terem parado de ejetar sangue. É afetada principalmente por dois factores: a resistência vascular periférica e o recuo elástico da parede aórtica proximal. Estes dois factores podem determinar a velocidade e a taxa de fluxo de sangue que flui da aorta para os vasos sanguíneos periféricos durante a diástole, reduzindo assim o volume de sangue na cavidade proximal da aorta durante a diástole. Pequeno, afectando a velocidade e o grau de queda de pressão e o retorno elástico da parede do tubo[22].

2.1.2 Propagação de ondas de impulso

A contração e o relaxamento cíclicos do coração provocam aumentos e diminuições periódicos da pressão sanguínea junto à raiz da aorta, e também provocam a expansão e contração periódicas da parede proximal da aorta. Assim, a subida e descida periódica da pressão nesta parte do segmento sanguíneo perto da raiz da aorta também afectará diretamente o outro segmento sanguíneo a jusante e adjacente a ele, fazendo com que a pressão também siga a pulsa ção periódica, bem como a parte a jusante do vaso sanguíneo que o acompanha. A parede do tubo do segmento oscila periodicamente na direção radial. Imediatamente a seguir, a pulsação deste segme nto de sangue afectará outro pequeno segmento de sangue adjacent e a ele a jusante, e assim sucessivamente. Como o coração ejecta periodicamente sangue, não só o caudal sanguíneo periodicamente p ulsante e o caudal se propagam para a frente no tubo arterial. O p rocesso de propagação deste fluxo sanguíneo é um processo de pro pagação do fluxo sanguíneo, que provoca a pulsação da pressão sa nguínea alta e baixa e a vibração da parede arterial para se expan dir e contrair em toda a relação arterial. O processo de propagação desta velocidade do fluxo sanguíneo, da taxa de fluxo e da pulsa ção da pressão ou da vibração da parede do vaso sanguíneo na rel ação arterial é designado por propagação de ondas de pulso nas ar térias[23].

A onda de impulsos é afetada por muitos factores durante o s eu processo de propagação, provocando a alteração da forma de on da. Em primeiro lugar, é afetada pelas diferentes velocidades de pr opagação e pelas constantes de atenuação dos diferentes component es harmónicos de frequência da própria onda de impulsos. A onda de impulso é uma vibração complexa periódica, constituída por um a vibração de frequência fundamental e uma vibração harmónica cu ja frequência é um múltiplo inteiro da vibração fundamental. Os co mponentes harmónicos de diferentes frequências têm diferentes velo cidades de propagação (velocidades de fase). As componentes de al ta frequência propagam-se mais rapidamente do que as componente s de baixa frequência. Por conseguinte, durante o processo de prop agação das ondas de impulsos, produz-se a dispersão de harmónica s de diferentes componentes de frequência da onda, o que torna o processo de propagação diferente. O pulso e a onda inicial sintetiz ados pelo local mudaram. Ao mesmo tempo, devido às diferentes c onstantes de atenuação harmónica dos diferentes componentes de fr equência, a atenuação dos componentes de alta frequência é maior, pelo que os entalhes compostos principalmente por componentes de alta frequência desaparecerão mais rapidamente durante a propagaç ão[24].

2.2 Análise das caraterísticas da forma de onda da onda de pulso

As formas de onda de pulso obtidas de diferentes partes do c orpo humano são inconsistentes. Por exemplo, as caraterísticas da f orma de onda das ondas de pulso recolhidas de diferentes artérias superficiais, como a artéria carótida, a artéria braquial, a artéria rad ial e a artéria femoral, são diferentes. Uma vez que é mais conven iente detetar a artéria radial, esta tem sido sempre a localização pa ra o diagnóstico de pulso. A artéria radial está mais próxima dos vasos sanguíneos periféricos e possui informações fisiológicas e pat ológicas ricas sobre o sistema vascular, pelo que é um local de de teção ideal para as ondas de pulso. A maioria das ondas de pulso atualmente referidas são medidas a partir da artéria radial. Um cicl o completo de pulso da artéria radial geralmente inclui os seguinte s componentes:

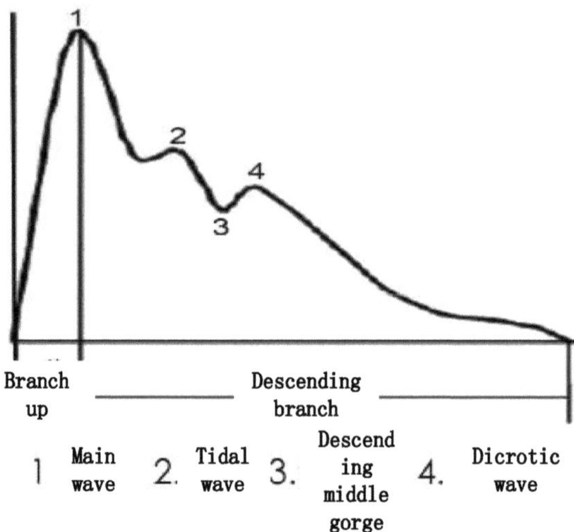

Fig.2.1 Forma de onda da onda de impulso

(1) Onda principal A amplitude principal da forma de onda do pulso. Geralmente, o topo do pico principal é o pico mais alto d a forma de onda, reflectindo a pressão na artéria e o valor máxim o do volume.

(2) Onda de maré Também conhecida como a onda frontal da dicrose, está localizada no ramo descendente e após a onda princip al. É geralmente mais baixa do que a onda principal e mais alta d o que a onda principal. A onda de repetição reflete a cessação da ejeção do ventrículo esquerdo, a dilatação arterial e a redução da p ressão arterial e a onda de retrorreflexão.

(3)Falling middle gorge Também conhecida como onda média descendente, é uma onda descendente formada pelo ramo descende nte da onda principal e pelo ramo ascendente da onda dicrótica. O vale do entalhe representa o tempo de esvaziamento da pressão es tática aórtica e é o ponto de divisão entre a sístole e a diástole ca rdíacas.

(4) A onda dicrótica é uma onda ascendente proeminente no ramo descendente, que é uma onda de fechamento da válvula aórtica e retração elástica aórtica.

(5)Ramo ascendente Curva ascendente na forma de onda de pulso desde o ponto de abertura da válvula aórtica até o pico da onda principal, que é a rápida expansão do ventrículo. Período de ejeção.

(6)Ramo descendente Curva descendente na forma de onda de pulso desde o pico da onda principal até ao ponto de abertura da válvula aórtica, que é a ejeção ventricular tardia até ao início do ciclo cardíaco seguinte.

Entre eles1,2,3,4estão os quatro principais pontos caraterísticos da onda de pulso, e os seus altos e baixos reflectem diferentes alterações fisiológicas e patológicas no corpo humano. Estudos clínicos demonstraram que, com as alterações dos factores fisiológicos, tais como a resistência periférica dos vasos sanguíneos, a elasticidade das paredes dos vasos sanguíneos e a viscosidade do sangue, as caraterísticas da forma de onda das ondas de pulso humanas sofrem uma série de alterações regulares. Em pessoas jovens e saudáveis, com baixa resistência periférica e boa elasticidade da parede dos vasos sanguíneos, os membros ascendentes e descendentes da onda de pulso são mais íngremes, formando uma onda principal alta e nítida. Devido à baixa velocidade da onda reflectida, a onda de maré não é óbvia, e o impacto do refluxo sanguíneo na válvula aórtica é forte, tornando óbvios o pico e o vale da onda de dicrose. Com o avançar da idade, a resistência periférica aumenta e a elasticidade da parede dos vasos sanguíneos deteriora-se. A velocidade da onda reflectida aumenta gradualmente, fazendo com que a onda de maré passe de insignificante a evidente. A sua posição em relação à onda principal também aumenta gradualmente, aproximando-se da onda principal de trás para a frente. E há vários graus de fusão, chegando mesmo a ultrapassar a onda principal. Ao mesmo tempo, a posição do pico da onda dicrótica e do vale da onda em relação à onda principal aumenta gradualmente, e eles são misturados e difíceis de distinguir, fazendo com que toda a forma de onda da onda de pulso mostre uma mudança na forma de um pão cozido no vapor. Pode observar-se que a forma da onda de pulso se deteriora com a idade e com os factores fisiológicos e patológicos cardiovasculares, o que se reflecte, em primeiro lugar, nas alterações dinâmicas regulares da altura da onda de maré. Quando a resistência periférica aumenta e a elasticidade arterial diminui, a altura da onda gigante aumenta gradualmente de baixa para alta e aproxima-se da onda principal. A sua altura é um indicador clínico objetivo e importante que reflecte a resistência vascular e a elasticidade da parede dos vasos sanguíneos. As experiências em animais e os testes clínicos confirmaram-no completamente[25].

2.3 Teoria da cavidade elástica

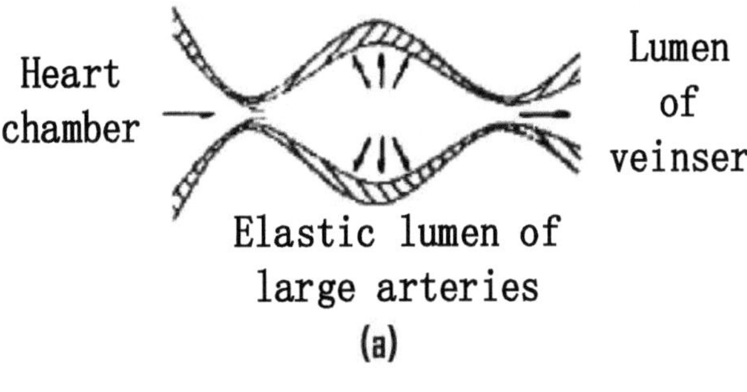

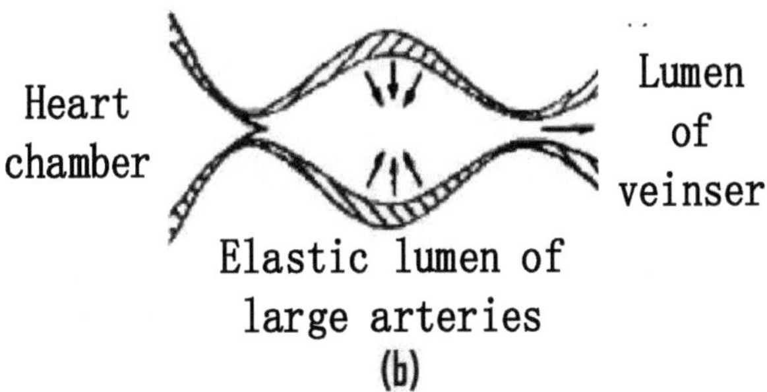

Fig.2.2 O efeito de câmara elástica da aorta a) Sístole b) Diástole

Quando os ventrículos se contraem, as válvulas atrioventriculares fecham e as válvulas aórticas abrem, parte do sangue ejectado dos ventrículos para a aorta passa através dos tubos arteriais e capilares e entra diretamente na cavidade venosa, enquanto a outra parte é armazenada na aorta. Provoca a expansão elástica da aorta (ver Figura 2.2 (a)). Quando o ventrículo relaxa, a válvula aórtica fecha-se e o coração deixa de ejetar sangue para a aorta. No entanto, sob a ação do recuo elástico das paredes da aorta e da aorta, o sangue armazenado na aorta e na aorta continua a avançar. Fluxo (ver Figura 2.2 (b)).

Verifica-se que a elasticidade das paredes da aorta e das grandes artérias impede que a pressão sanguínea nos vasos sanguíneos seja demasiado elevada quando os ventrículos se contraem; e quando os ventrículos relaxam, o fluxo de sangue nos vasos sanguíneos não se interrompe. Por outras palavras, a cavidade elástica entre a aorta e a grande artéria torna o fluxo sanguíneo na artéria relativamente estável e contínuo. Windkessel A teoria compara a aorta e as grandes artérias a câmaras elásticas. Num determinado momento, quando a pressão se altera num ponto da câmara elástica, o resto de toda a câmara elástica irá Esta alteração ocorre simultaneamente. Ou seja, para a teoria de Windkessel, vários parâmetros de fluxo (como a pressão sanguínea em toda a cavidade elástica p e o fluxo Q) apenas o tempo t, independentemente da distância do coração. No entanto, no sistema arterial real, os parâmetros do fluxo sanguíneo não só mudam com o tempo, mas também variam com a localização. Isto é claramente visível pelo facto de a forma da onda de pulso variar em toda a aorta. Por conseguinte, a teoria de Windkessel é apenas um modelo bastante aproximado para analisar o fluxo sanguíneo nas artérias. No entanto, embora esta teoria seja bastante aproximada, pode descrever algumas caraterísticas importantes do fluxo sanguíneo nas artérias, pelo que continua a ser utilizada em algumas ocasiões. Uma vez que a teoria de Windkessel descreve e realça o papel da cavidade elástica da aorta na circulação sanguínea, vamos Windkessel A tradução livre do vocabulário é cavidade elástica (câmara elástica), e a teoria de Windkessel é diretamente traduzida como teoria da cavidade elástica[26].

2.3.1 Equações básicas do modelo de cavidade elástica

Abaixo, sob o pressuposto do modelo de cavidade elástica, usamos uma cavidade elástica para toda a aorta e aorta (referida como a cavidade elástica arterial) para comparar e, com base nisso, derivar as equações básicas que devem ser satisfeitas entre os parâmetros dinâmicos cardiovasculares. Para a cavidade elástica da artéria, tal como se mostra na figura, o volume de sangue que flui do coração para a cavidade elástica da artéria por unidade de tempo (é designado por fluxo sanguíneo) é Q_{in} , e o volume de sangue que flui da cavidade elástica da artéria através das arteríolas e capilares para a cavidade venosa por unidade de tempo é . Q_{out}

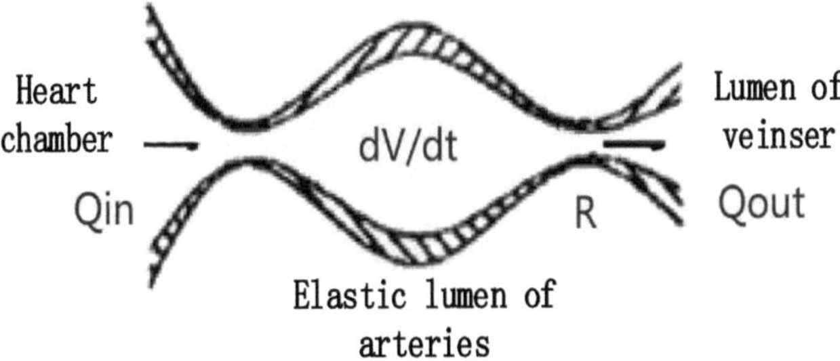

Fig.2.3 Conservação do fluxo sanguíneo na cavidade elástica das artérias

Sabemos que quando o coração se contrai e a válvula aórtica se abre, parte do sangue que flui do coração para a cavidade elástica das artérias flui diretamente para a cavidade venosa através das arteríolas e capilares, e o restante será armazenado na cavidade elástica devido à expansão elástica da parede arterial. dentro da cavidade arterial. Suponha que, no momento t, o volume da cavidade elástica da aorta seja V(t). Após o tempo dt, devido à ejeção do coração, o volume da cavidade elástica da artéria irá expandir-se para $V+\frac{dV}{dt}dt$. Portanto, em unidade de tempo, o volume da cavidade elástica da artéria irá aumentar devido à ejeção do coração $\frac{dV}{dt}$. Considerando que o volume do sangue não se altera com a pressão em condições fisiológicas, ou que o sangue é incompressível, e considerando que o fluxo de sangue na cavidade arterial não pode ser interrompido. Portanto, durante a contração ventricular (ie0≤t< Ts, em que Ts é a duração da contração ventricular e da abertura da válvula aórtica), o fluxo do ventrículo para a cavidade elástica arterial por unidade de tempo O volume de sangue Q_{in} deve ser igual ao volume de sangue que flui da cavidade elástica da artéria através das arteríolas e capilares para a cavidade venosa Q_{out} e, nesse período, a soma do aumento de volume da cavidade elástica arterial $\frac{dV}{dt}$. significa(-)

$$Q_{in} = Q_{out} + \frac{dV}{dt} \tag{2-1}$$

A equação (2-1) mostra que, quando o ventrículo se contrai e a válvula aórtica se abre, o fluxo de sangue do ventrículo para o espaço elástico da artéria Q_{in} deve ser igual à soma do fluxo de sangue da cavidade arterial para a cavidade venosa Q_{out} e do fluxo de sangue armazenado na cavidade elástica $\frac{dV}{dt}$. Por outras palavras, a taxa de fluxo volumétrico do sangue é conservada durante o fluxo. A equação (2-1) é normalmente designada por equação da continuidade do fluxo de ejeção cardíaco.

Para o período diastólico, ou seja, Ts≤t<T(T é o ciclo cardíaco),Nesse momento, a válvula aórtica se fecha e o ventrículo para de ejetar sangue, ou seja, o fluxo sanguíneo do coração para a cavidade elástica da artéria é zero, ou seja, $Q_{in} = 0$. Então, devido à recuperação elástica da parede do lúmen arterial, a parte do sangue que foi originalmente armazenada na

cavidade elástica arterial durante a sístole ventricular é forçada a continuar a fluir através das arteríolas e capilares e a entrar na cavidade venosa. À semelhança da discussão sobre a sístole ventricular acima, podemos obter a diástole ventricular (Ts≤t< T) A equação da continuidade do fluxo sanguíneo é

$$0 = Q_{out} + \frac{dV}{dt} \tag{2-2}$$

Esta equação mostra que, durante a diástole ventricular, o volume de sangue que flui da cavidade elástica arterial para a cavidade venosa por unidade de tempo Q_{out} será igual à diminuição do volume da cavidade elástica arterial durante este período $-\frac{dV}{dt}$. A partir da equação de continuidade sistólica ventricular (2-1) e da equação de continuidade diastólica ventricular (2-2) derivadas acima, se for assumido que a parede arterial é rígida, ou seja, a cavidade arterial não pode se expandir elasticamente, então a cavidade arterial O volume de não mudará com o tempo, ou seja, $-\frac{dV}{dt} = 0$. Desta forma, as equações de continuidade (2-1) e (2-2) degenerarão em

$$Q_{in} = Q_{out} \quad (0 \leq t < Ts) \tag{2-3}$$

$$0 = Q_{out} \quad (Ts \leq t < T) \tag{2-4}$$

A equação (2-3) mostra que, durante a sístole ventricular, o volume de sangue que flui do ventrículo para a cavidade arterial por unidade de tempo será igual ao volume de sangue que flui da cavidade arterial para a cavidade venosa durante esse tempo. Equação (2-4), durante a diástole ventricular, o fluxo sanguíneo da cavidade arterial para a cavidade venosa deve ser zero. Ou seja, se se assumir que a parede da cavidade arterial é rígida, então quando o ventrículo se contrai, todo o sangue que flui do ventrículo para a cavidade arterial fluirá através das arteríolas e capilares para a cavidade venosa; e quando o ventrículo relaxa, a ejeção ventricular pára. Quando o ventrículo relaxa, a ejeção ventricular pára, e a cavidade arterial deixa de ter sangue a fluir através das arteríolas e capilares para a cavidade venosa. Verifica-se que, em situações concretas, é precisamente porque as paredes da aorta e das grandes artérias são elásticas e desempenham o papel de câmaras elásticas que o sangue pode fluir de forma contínua e ininterrupta nos vasos sanguíneos ao longo do ciclo cardíaco.

Em resumo, com base na teoria da cavidade elástica, a equação básica que descreve o fluxo sanguíneo nas artérias é:

Equação da continuidade (equação (2-1), (2-2)):

$$Q_{in} = Q_{out} + \frac{dV}{dt} \qquad (0 \leq t < Ts)$$

$$0 = Q_{out} + \frac{dV}{dt} \qquad (Ts \leq t < T) \tag{2-5}$$

A relação entre pressão e fluxo nos vasos sanguíneos periféricos:

$$\frac{p - p_v}{R} = Q_{out} \tag{2-6}$$

A relação entre o volume do lúmen arterial e a pressão:

$$dV = C \cdot dp \tag{2-7}$$

em que C é a complacência do segmento arterial.

Substituindo as equações (2-6) e (2-7) na equação da continuidade (2-5), obtemos finalmente

$$C\frac{dp}{dt} + \frac{p - p_v}{R} = Q_{in} \qquad (0 \leq t < Ts)$$

$$C\frac{dp}{dt} + \frac{p - p_v}{R} = 0 \qquad (Ts \leq t < T) \tag{2-8}$$

Estas são as duas equações[26]que a pressão p na cavidade elás tica da artéria deve satisfazer durante a sístole e a diástole, respeti vamente, com base no modelo da cavidade elástica. No processo, p_v representa a pressão sanguínea na cavidade venosa, que pode s er considerada aproximadamente como uma constante, geralmente t omada como $p_v = 9.3 - 17.3 \times 10^2 Pa(7 - 13mmHg)$, mas às vezes, por conveniência, também é tomada aproximadamente como zero.

2.3.2 Teoria da cavidade elástica linear

A fórmula (2-7) mostra que, quando o volume V da cavidade arterial varia linearmente com a pressão sanguínea intraluminal p, ou seja, quando a complacência da cavidade arterial é uma constante independente da pressão sanguínea intraluminal p, a cavidade elástica é uma cavidade elástica linear. Esta é a teoria mais clássica da cavidade elástica e a mais conveniente de manusear. Uma vez que a pressão sanguínea pv na cavidade venosa é muito menor do que a pressão sanguínea p na artéria, por simplicidade, pv pode ser considerada aproximadamente como zero. A partir daqui, podemos obter a relação entre a pressão sanguínea p na cavidade arterial durante a sístole e a diástole com o tempo:

$$C\frac{dp}{dt} + \frac{p}{R} = Q_{in} \qquad p = p_d, 当t = 0时 \tag{2-9}$$

$$C\frac{dp}{dt} + \frac{p}{R} = 0 \qquad p = p_s, 当t = T_s时 \tag{2-10}$$

De acordo com a teoria da cavidade elástica linear, parâmetros como o débito cardíaco, a pressão média e a complacência arterial podem ser calculados com base na forma de onda do pulso.

2.3.3Teoria das cavidades elásticas não lineares

Em circunstâncias normais, a complacência C dos tubos arteriais humanos é uma quantidade que se altera com a alteração da pressão sanguínea intravascular p, e quanto maior for a pressão sanguínea, maior será a complacência arterial. A relação pressão-volume dos segmentos arteriais humanos só pode ser considerada aproximadamente linear quando a pressão intravascular é muito baixa. Para a gama habitual de pressão sanguínea nos tubos arteriais humanos, a relação pressão-volume dos tubos arteriais apresentará caraterísticas não lineares óbvias. Isto deve ser analisado utilizando a teoria não linear da cavidade elástica.

Resumindo os extensos resultados experimentais de Remington em aortas isoladas, Cope propôs que a relação entre o volume do lúmen arterial V (cm3) e a pressão intraluminal P (mmHg) pode ser aproximadamente representada por uma parábola[26],Agora mesmo

$$V = a_1 p^2 + a_2 p + a_3 \qquad (p \leq 200mmHg)$$

$$V = a_1 (200)^2 + a_2 (200) + a_3 \qquad (p > 200mmHg) \quad (2\text{-}11)$$

Em (2-11), 200mmHg refere-se ao valor da pressão arterial medida na artéria braquial. Se se referir ao valor da pressão arterial medida na cavidade aórtica, deve ser multiplicado por um coeficiente de 0,85, que é 170mmHg. a_1 , , a_2 a_3 são constantes. Quando a unidade de pressão é mmHg e a unidade de volume é ml, a unidade de a_1 é ml/mmHg^2, e a unidade de a_2 é ml/mmHg^2. Cope também aprendeu com os resultados experimentais de Remington que, quando as unidades acima são usadas, os valores de a_1 e a_2 satisfazem a seguinte relação:

$$a_1 = (-3.0 a_2 + 0.9) \times 10^{-3} \qquad (2\text{-}12)$$

De (2-11) podemos obter

$$\frac{dv}{dt} = (2a_1 p + a_2)\frac{dp}{dt} \qquad (p \leq 200mmHg)$$

$$\frac{dv}{dt} = 0 \qquad (p > 200mmHg) \quad (2\text{-}13)$$

Substituir (2-6) e (2-13) em (2-5) para obter

Equação básica do fluxo sanguíneo durante a sístole ($0 \leq t < Ts$)

$$Q_{in} = \frac{p - p_v}{R} + (2a_1 p + a_2)\frac{dp}{dt} \qquad (p \leq 200\text{mmHg})$$

$$Q_{in} = \frac{p - p_v}{R} \qquad (p > 200\text{mmHg}) \quad (2\text{-}14)$$

Equação básica do fluxo sanguíneo durante a diástole ($Ts \leq t < T$)

$$0 = \frac{p - p_v}{R} + (2a_1 p + a_2)\frac{dp}{dt} \qquad (p \leq 200\text{mmHg})$$

$$0 = \frac{p - p_v}{R} \qquad (p > 200\text{mmHg}) \quad (2\text{-}15)$$

A complacência arterial C pode ser conhecida a partir de (2-11)

$$C = 2a_1 p + a_2 \qquad (2\text{-}16)$$

Substituir (2-12) em (2-16) para obter:

$$C = (-6.0 \times 10^{-3} a_2 + 1.8 \times 10^{-3})p + a_2 \qquad (2\text{-}17)$$

2.4 Métodos de processamento de sinais

2.4.1 Transformada de Wavelet

A transformada de Wavelet é uma transformação local do espaço (tempo) e da frequência, que pode efetivamente extrair informações dos sinais. Através de operações como o escalonamento e a translação, pode efetuar uma análise detalhada em várias escalas de funções ou sinais, resolvendo assim o problema que a transformada de Fourier não pode resolver[27].

Na análise de wavelets, o principal espaço de funções discutido é . $L^2(R)$ $L^2(R)$ refere-se ao espaço de funções composto por funções quadradas integráveis em R, ou seja

$$f(t) \in L^2R \Leftrightarrow \int_R |f(t)|^2 dt < +\infty \tag{2-18}$$

Se $\psi(t) \in L^2(R)$, a sua transformada de Fourier é $\hat{\psi}(\omega)$ satisfazendo a condição de admissibilidade

$$C_\psi = \int_{-\infty}^{+\infty} |\omega|^{-1} |\hat{\psi}(\omega)|^2 \, d\omega < \infty \tag{2-19}$$

Ou seja, C_ψ é limitada, então ψ é designada por wavelet de base ou wavelet mãe. Depois de esticar e traduzir a wavelet-mãe, pode obter-se uma sequência de wavelets

$$\psi_{a,b}(t) = |a|^{-1/2} \psi(\frac{x-b}{a})$$

Na fórmula, $a,b \in R$, 且 $a \neq 0$. Chame a a o fator de escala e a b o fator de translação. Defina a seguinte fórmula

$$(W_\psi f)(a,b) = \langle f, \psi_{a,b} \rangle = |a|^{-1/2} \int_{-\infty}^{+\infty} f(t) \overline{\psi(\frac{t-b}{a})} dt$$

é a transformada wavelet contínua sobre a base wavelet ψ . Entre elas, $\overline{X}$ representa a operação de conjugado de X . Obviamente, a função transformada é bidimensional, ou seja, a transformada wavelet transforma o sinal unidimensional original num sinal bidimensional, de modo a analisar as caraterísticas tempo-frequência do sinal. E a seguinte transformação

$$f(t) = \frac{1}{C_\psi} \int_{-\infty}^{+\infty} \int_{-\infty}^{+\infty} [(W_\psi f)(a,b)] \psi_{a,b}(x) \frac{da}{a^2} db$$

é a transformada wavelet inversa da wavelet de base ψ . A transformada wavelet inversa reconstrói o sinal bidimensional de volta ao sinal unidimensional original.

A essência da transformada wavelet consiste em exprimir qualquer função f(t) no espaço $L^2(R)$ como $\psi_{a,b}(t)$ com diferentes factores de escala a e factores de translação b] Superposição de projecções no topo. Ao contrário da transformada de Fourier (que apenas projecta f(t) no domínio da frequência), a transformada wavelet mapeia a função unidimensional do domínio do tempo para o domínio bidimensional da "escala temporal", pelo que f(t) está na base wavelet A expansão tem caraterísticas de multi-resolução. Ajustando os factores de estiramento a e os factores de translação b , podem obter-se ondaletas com diferentes larguras tempo-frequência para corresponder a qualquer posição do sinal original, atingindo o objetivo da análise local tempo-frequência do sinal.

2.4.2 Análise multi-resolução

De acordo com a teoria da análise multi-escala de Mallat sobre a transformada wavelet, assumindo que $\{V_j\}_{j \in Z}$ é uma análise multi-escala do espaço $L^2(R)$, então existem funções de escala $\phi(t)$ e funções wavelet $\varphi(t)$, o sistema de funções formado pela sua translação e expansão $\{\phi_{j,k}, j,k \in z\}$ e constituem, respetivamente, a base ortonormal canónica de e , onde é o subespaço complementar ortogonal de .

Ou seja: , $V_{j-1} = V_j \oplus W_j$ W_1 é o espaço complementar ortogonal de V_1 em V_0 . Se a escala for alterada e continuar a ser dividida, haverá $V_0 = V_1 + W_1 = V_2 \oplus W_2 \oplus W_1 = \ldots,$ W_j é um complemento detalhado do espaço V_0 . A wavelet $\psi(t)$ é definida no espaço W ; ao mesmo tempo, V_j está sob a escala j Para representar as caraterísticas básicas de V_0 , a função de escala $\phi(t)$ é definida no espaço V. Para qualquer função $f(t) \in V_0$, esta pode ser decomposta numa parte de aproximação em grande escala V_i e numa parte de pormenor W_i , e depois a parte de aproximação em grande escala é ainda decomposta, e qualquer escala pode ser obtida repetindo este processo A parte de aproximação e a parte de pormenor (ou resolução), este é o quadro da análise da resolução. Pode ser expressa da seguinte forma:

$$f(t)=\sum_{-\infty}^{\infty}c_{j,k}\varphi_{j,k}(t)+\sum_{j=-\infty}^{J}\sum_{k=-\infty}^{\infty}d_{j,k}\psi_{j,k}(t) \tag{2-20}$$

O primeiro termo do lado direito da equação (2-20) é o sinal global à escala j obtido pela projeção da função f(t) no espaço de escala V_j , e o segundo termo é a projeção da função f(t) no espaço de detalhe. W_j Sinais de detalhe em diferentes escalas obtidos após a projeção.

em:

$$c_{j,k}=<f(t),\phi_{j,k}(t)> \tag{2-21}$$

$$d_{j,k}=<f(t),\psi_{j,k}(t)> \tag{2-22}$$

São designados por coeficiente de expansão de escala e coeficiente de expansão de wavelet, respetivamente.

2.4.3 Algoritmo da marreta

Com base na multi-resolução, Mallate fornece um algoritmo de decomposição e reconstrução de multi-resolução em torre da transformada wavelet discreta (algoritmo de Mallate). Mallate provou que o limite superior de resolução de qualquer sinal f(t) limitado em termos de energia efetivamente medido pode ser planeado para ser 1, ou seja, a projeção de f(t) em V_0 f0≈f(t), pelo que f(t) pode ser t) projecta-se no grupo de subespaços $\{V_j,W_j,j=J,J+1,...\}\{\ \}$ para obter

$$P_{j-1}f(t)=P_jf(t)+Q_jf(t)=\sum_{m=-\infty}^{+\infty}C_{j,m}\phi_{j,m}(t)+\sum_{m=-\infty}^{+\infty}D_{j,m}\psi_{j,m}(t) \tag{2-23}$$

Na fórmula (2-23)

$$C_{j,m} = \sum_{k=-\infty}^{+\infty} \bar{h}(k-2m)C_{j-1,k}$$

(2-24)

$$D_{j,m} = \sum_{k=-\infty}^{+\infty} \bar{g}(k-2m)C_{j-1,k}$$

(2-25)

$P_j f(t)$ é a projeção de f(t) sobre , designado por sinal de aproximação, que é equivalente ao resultado da filtragem de f(t) com um filtro passa-baixo; é a projeção de f(t) sobre , designado por modelo de detalhe, que é equivalente ao resultado da filtragem de f(t) por um conjunto de filtros passa-banda com largura de banda variável.

Para a transformada wavelet binária do sinal digital f(n), o seu algoritmo Mallet pode ser expresso como:

$$S_2^j f(n) = \sum_{k \in z} h_k S_2^{j-1} f(n - 2^{j-1}k) \quad (2\text{-}26)$$

$$W_2^j f(n) = \sum_{k \in z} g_k S_2^{j-1} f(n - 2^{j-1}k) \quad (2\text{-}27)$$

Entre eles, $S_2^j f(n)$ e $W_2^j f(n)$ são designados, respetivamente, por aproximação discreta e pormenor discreto do sinal f(n) na resolução 2-j. $S_2^j f(n)$ Representa a parte de baixa frequência, ou seja, a parte com uma frequência não superior a 2-j. $W_2^j f(n)$ Representa a parte de alta frequência, isto é, a parte com uma frequência entre 2-j e 2-j+1. $\{h_k \mid k \in z\}$ e são os coeficientes do filtro passa-baixo e do filtro passa-banda, respetivamente.

Capítulo 3 Sistema de deteção de sinais de impulsos de contacto

3.1 Esquema geral de conceção do sistema de deteção de sinais de impulsos de contacto

Este artigo introduziu anteriormente as ondas de impulsos e os sinais de impulsos, a partir dos quais podemos saber que os sinais de impulsos contêm informações valiosas sobre as condições fisiológicas humanas. O sistema de recolha de impulsos concebido neste artigo utiliza um microcontrolador como dispositivo central porque a frequência dos sinais de impulsos é, na sua maioria, inferior a 50 Hz. A utilização de um microcontrolador como processador pode satisfazer os requisitos de velocidade do sistema, e o sistema de hardware construído por ele pode satisfazer os requisitos da aplicação. O sistema concebido neste artigo utiliza um computador de chip único como computador inferior e um PC como computador superior. O sinal de impulso recolhido pelo computador de circuito integrado é transmitido para o PC e o sinal de impulso é processado em conformidade através do PC. O diagrama de blocos do princípio do sistema é apresentado na Figura 3.1.

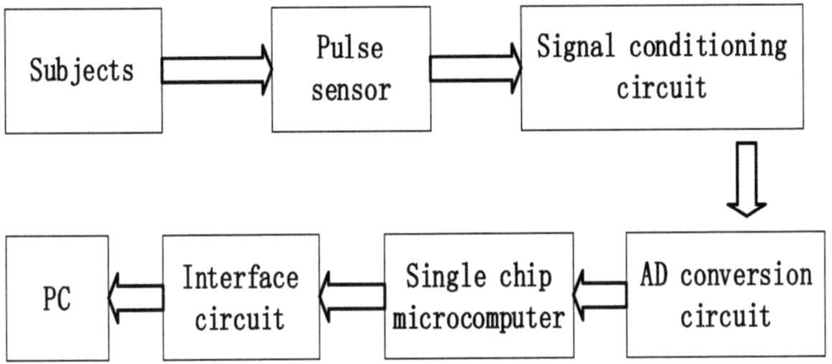

Fig.3.1 Diagrama esquemático do sistema

O sistema de aquisição é constituído principalmente pelas segu intes partes: sensor de impulsos, circuito de condicionamento do si nal, circuito de conversão A/D e microcontrolador.

(1) Sensor de pulso: Este sistema utiliza um sensor de impuls os não invasivo de contacto suave. O sensor emite um sinal analó gico e pode emitir um sinal completo de tensão de onda de impul so, que requer processamento adicional.

(2) Circuito de condicionamento do sinal: incluindo o circuito do amplificador, o circuito do filtro e o circuito de reforço da tens ão.

Circuito de amplificação: A faixa de tensão do sinal de saída do sensor de pulso é: -0.1V ~ 0.6V. O sinal precisa de ser ampli ficado para uma gama adequada.

Circuito de filtragem: Filtra a interferência do sistema, incluind o a interferência do circuito do amplificador e a interferência da fr equência de potência, e transmite o sinal ao conversor A/D para pr eparar o passo seguinte.

Circuito de aumento de tensão: aumenta a tensão do sinal de impulsos de entrada.

(3) Microcontrolador: O microcontrolador é utilizado para controlar o conversor A/D para converter o sinal de tensão de entrada de um sinal analógico para um sinal digital e para definir a frequência de amostragem. O chip MAX232 é utilizado no circuito de conversão de nível entre a porta série do microcontrolador e a porta série do PC.

Depois de o sistema ser ligado, o sinal emitido pelo sensor de impulsos é transmitido para o circuito de amplificação. O sinal amplificado é filtrado através dos circuitos do filtro passa-alto e do filtro passa-baixo; em seguida, passa pelo circuito de aumento de tensão e é transmitido para o circuito de conversão A/D. Sob o controlo do microcontrolador, o chip AD efectua a conversão analógico-digital do sinal analógico de entrada e, ao mesmo tempo, define alguns parâmetros necessários, como a frequência de amostragem; em seguida, o sinal digital obtido após a conversão A/D é enviado para o computador através da porta série do microcontrolador e, depois, o computador recebe o sinal e efectua o respetivo processamento.

3.2 Sensor de impulsos

3.2.1 Introdução ao sensor de impulsos

Os sensores também são chamados de transdutores, conversores, etc. A função básica do sensor de pulso é converter quantidades físicas, como a pressão de pulsação da artéria superficial, em sinais eléctricos facilmente mensuráveis. Existem muitos tipos de sensores de pulso. De acordo com os seus princípios de funcionamento, os sensores de pulso podem ser divididos em sensores de pressão, sensores de pulso fotoeléctricos, tecnologia Doppler ultra-sónica e microfones, etc. Entre eles, os sensores de pressão são os mais utilizados porque convertem sinais de pressão em sinais eléctricos e são a função mais próxima de simular o dedo de um médico para medir o pulso. Inclui também sensores piezoeléctricos e sensores piezoresistivos[28-29].

(1) Os sensores piezoeléctricos utilizam as propriedades físicas dos materiais piezoeléctricos para converter os sinais de pressão de impulso em sinais eléctricos. De acordo com os diferentes materiais piezoeléctricos, podem ser divididos em sensores piezoeléctricos de cristal, sensores piezoeléctricos de cerâmica, sensores piezoeléctricos de polímero e sensores piezoeléctricos de material compósito. Entre eles, os sensores de película piezoeléctrica PVDF são os mais utilizados.

(2) Os sensores piezoresistivos são fabricados utilizando a propriedade de que a resistividade muda com a tensão. Atualmente, são muito utilizados. Os sensores piezoresistivos podem ser divididos em sensores piezoresistivos de estado sólido, sensores de condução de ar e sensores hidráulicos.

(3) Sensor fotoelétrico de impulsos volumétricos. A parte de medição deste sensor encontra-se na ponta do dedo. A luz emitida pelo díodo emissor de luz é transmitida através do dedo, absorvida e atenuada pelo sangue no tecido do dedo, e depois recebida pelo díodo fotossensível. Uma vez que o sangue arterial do dedo pulsa periodicamente durante a circulação sanguínea, a sua absorção e atenuação da luz também pulsa periodicamente. Por conseguinte, o sinal de pulsação do corpo humano pode ser medido indiretamente através da deteção da intensidade da luz transmitida através do dedo.

(4) Tecnologia Doppler ultra-sónica A investigação nacional so bre as ondas de pulso está a evoluir para a imagiologia ultra-sónic a em termos de instrumentos, e os gráficos de pulso também entra ram numa nova fase de investigação, passando de oscilogramas a s onogramas. Para além da informação sobre o pulso de pressão, o pulso arterial também contém várias informações, como o volume do lúmen, o movimento tridimensional dos vasos sanguíneos e a v elocidade do fluxo sanguíneo. É difícil refletir quantitativamente to dos os indicadores dos componentes do pulso utilizando apenas dia gramas de pulso de pressão. Com o desenvolvimento da tecnologia de imagiologia médica por ultra-sons, a tecnologia Doppler ultra-só nica tem recebido cada vez mais atenção no estudo da objetivação do estado do pulso e tem feito alguns progressos[30].

A qualidade da recolha do sinal de impulso afectará diretamen te a precisão da análise de dados subsequente e o efeito da forma de onda de impulso final. Pode ver-se que a seleção dos sensores de impulsos é mais importante para o trabalho de investigação dest e artigo.

3.2.2 Seleção do sensor

Tendo em conta os requisitos de precisão do produto, este arti go selecionou um sensor de pulso integrado HK-2000B baseado na película piezoeléctrica PVDF. O material piezoelétrico fluoreto de p olivinilideno (PVDF) é um novo tipo de material de deteção de po límeros. Quando uma película de PVDF é sujeita a uma determina da força externa ou deformação, a superfície de polarização do mat erial gera uma determinada carga, que é o efeito piezoelétrico[31]. E m comparação com as cerâmicas piezoeléctricas e os cristais piezo eléctricos, tem muitas vantagens:

(1) A constante piezoeléctrica é grande e a sensibilidade de re sposta à força variável é elevada, sendo 10 vezes superior à das c erâmicas piezoeléctricas e dos cristais piezoeléctricos.

(2) Elevada rigidez dieléctrica e capacidade de resistir aos efei tos de grandes campos eléctricos. Sob a ação de um grande campo elétrico, as cerâmicas piezoeléctricas são despolarizadas.

(3) A impedância acústica é baixa, apenas 1/10 da cerâmica pi ezoeléctrica, e o acoplamento da impedância com o tecido humano é bom.

(4) É leve, 1/4 da cerâmica comummente utilizada e tem pouc o impacto na estrutura original quando fixada ao objeto a medir. A membrana é flexível, fácil de preparar e pode aderir estreitamente à pele, de modo a que os sinais de impulso possam passar através da membrana sem distorção.

(5) Ampla gama de resposta em frequência (0,1-100MHz). De vido à elevada resistência e flexibilidade da película de PVDF e à sua elevada frequência de ressonância de vibração de estiramento n a direção da espessura, tem uma resposta de frequência plana num a vasta gama.

Por conseguinte, os sensores de película piezoeléctrica PVDF podem detetar sinais de impulsos fracos e de baixa frequência, ten do sido amplamente utilizados na medição de impulsos nos últimos anos[32]. O sensor de impulsos selecionado para este sistema utiliz a um processo altamente integrado para integrar no sensor o eleme nto sensível à força (película piezoeléctrica de PVDF), o elemento de compensação da temperatura de sensibilidade, o elemento de det eção da temperatura e o circuito de condicionamento do sinal. As suas principais caraterísticas são a elevada sensibilidade, a forte ca pacidade anti-interferência, a grande capacidade de sobrecarga, a bo a consistência e o desempenho estável e fiável[33]. Os seus indicad ores técnicos são (1) Tensão de alimentação: 5~6V DC (2) Gama de pressão: -50~+300mmHg (3) Sensibilidade: 2000uV/mmHg (4) Coeficiente de temperatura da sensibilidade: 1×10^{-4}/°C (5) Exatidão: 0,5% (6) Repetibilidade: 0,5% (7) Histerese: 0,5% (8) Sobrecarga: 100 vezes.

O sensor de impulsos utilizado no sistema é apresentado na Fi gura 3.2[33].

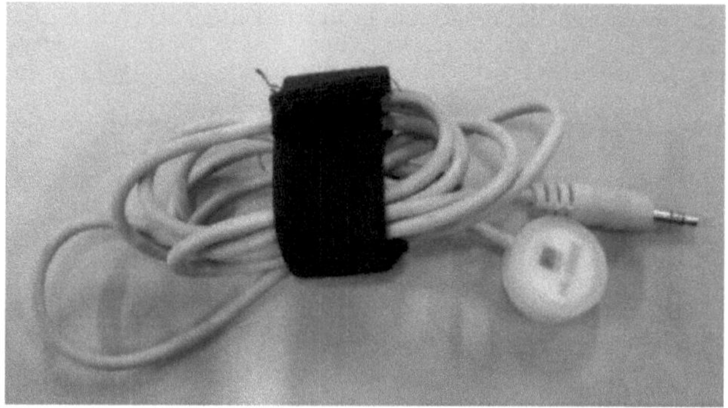

Fig.3.2 Sensor de impulsos

A cada batida do coração, ocorrem mudanças na pressão e no fluxo sanguíneo no sistema arterial, criando uma onda de pulso. N este processo, o sensor de pulso pode recolher o processo de pulsa ção do sinal de pulso do corpo humano e convertê-lo numa saída de sinal de tensão síncrona, mantendo assim o sinal de pulso do c orpo humano e o sinal de saída do sensor de pulso sincronizados. Como a frequência do sinal de pulso do corpo humano é baixa, n ão há necessidade de adicionar um dispositivo de isolamento ou bu ffer entre o sensor e a linha de dados do sistema. A linha de sina l do sensor de impulsos pode ser ligada diretamente à extremidade de entrada do amplificador operacional.

3.3 Conceção do circuito de hardware do sistema de aquisição

A conceção do circuito de hardware do sistema de aquisição inclui o circuito de amplificação, o circuito de filtro passa-banda, o circuito de reforço de tensão, a conceção do circuito de alimentação do sistema e a conceção do circuito do microcontrolador.

3.3.1 Conceção do circuito de amplificação

A gama de tensão do sinal analógico emitido pelo sensor de impulsos é de -0,1~0,6V. Uma vez que o valor da tensão é relativamente pequeno, é utilizado um circuito amplificador inversor para o amplificar 2 vezes. Este sistema escolhe o amplificador operacional LM358. O LM358 contém dois amplificadores operacionais duplos independentes, de alto ganho e com compensação de frequência interna. É adequado para utilização com uma única fonte de alimentação com uma vasta gama de tensões de alimentação. Também é adequado para o modo de funcionamento de fonte de alimentação dupla. Nas condições de funcionamento recomendadas, a corrente de alimentação é a mesma que a tensão de alimentação é irrelevante. As suas utilizações incluem amplificadores de deteção, blocos de ganho DC e todas as outras aplicações em que os amplificadores operacionais podem ser alimentados a partir de uma única fonte.

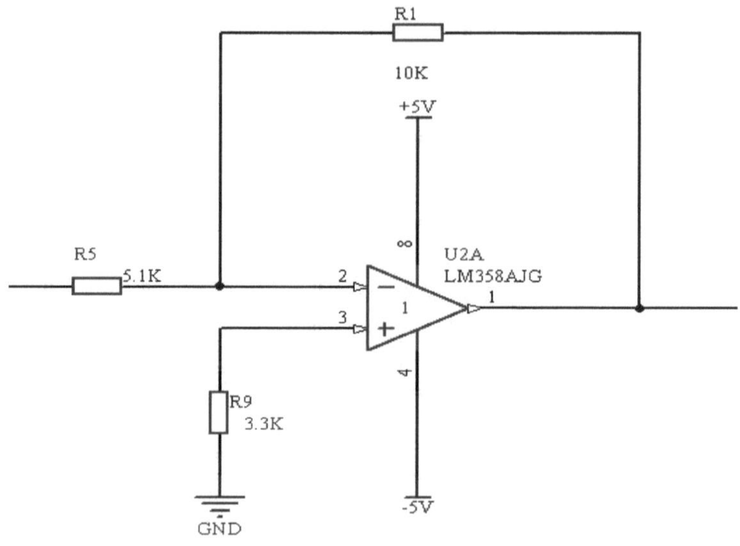

Fig.3.3 Circuito de amplificação

Como mostrado na Figura 3.3, é o circuito de amplificação pr oporcional inversora de primeiro estágio, no qual U2 é o amplifica dor operacional LM358, e o ganho do circuito de amplificação é d eterminado por $R5$ e . $R1$

Ganho:

$$Gain = \frac{R1}{R5},$$

O cálculo final é de cerca de 2.

3.3.2 Conceção do circuito do filtro passa-banda

O sinal de impulso emitido pelo sensor tem uma frequência b aixa e está sujeito a interferências. Estas interferências incluem a i nterferência da frequência de alimentação de 50Hz e sinais falsos c ausados por vibrações corporais e stress mental. Os métodos para l idar com estas interferências incluem a filtragem por hardware, a fi ltragem por software do microcontrolador e a filtragem por softwar e do computador anfitrião. Este projeto é inicialmente implementad o utilizando um circuito de filtro passa-banda de hardware. O circu ito de filtro passa-banda é uma combinação de um circuito de filtr o passa-baixo e de um circuito de filtro passa-alto, e a sua largura de banda passa-banda é de 0,2Hz ~ 40Hz. Como mostra a figura:

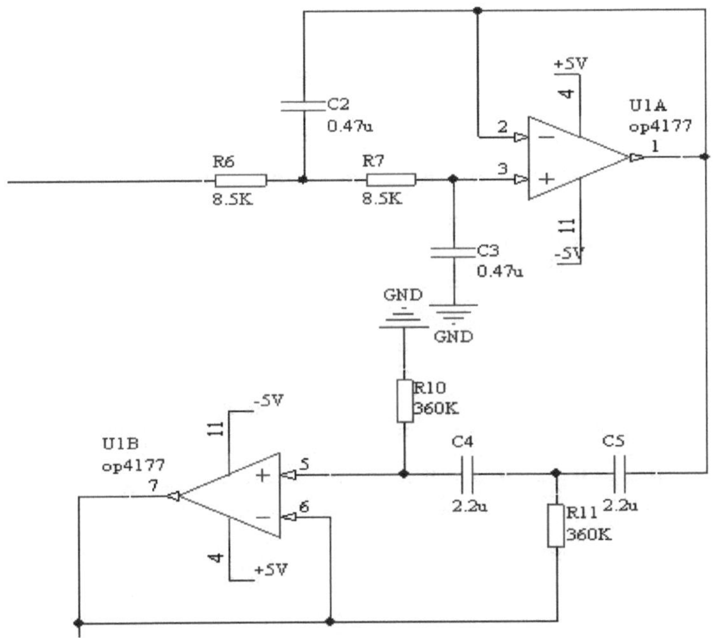

Fig.3.4 Circuito do filtro passa-banda

Um filtro passa-baixo Butterworth de segunda ordem é formad o usando o amplificador operacional op4177 e R6, R7, C2 e C3. A fórmula de cálculo da sua frequência de corte é

$$f_{LOW} = \frac{1}{2\pi\sqrt{R_6 R_7 C_2 C_3}} \tag{3-1}$$

No circuito, R5=R6=8,5kΩ, C5=C6=0,47uF, a frequência de co rte passa-baixo calculada é de cerca de 40Hz.

O amplificador operacional op4177 e R10, R11, C4 e C5 são usados para formar um filtro passa-altas Butterworth de segunda or dem. A fórmula de cálculo da sua frequência de corte é

$$f_{HIGH} = \frac{1}{2\pi\sqrt{R_{10}R_{11}C_4C_5}} \tag{3-2}$$

No circuito, R7= R8=360kΩ, C7=C8=2,2uF, a frequência de c orte passa-alto calculada é de cerca de 0,2Hz. O amplificador oper acional de alta precisão op4177 tem as caraterísticas de baixa deriv a, baixa corrente de entrada, baixo ruído, alta taxa de rejeição de modo comum, etc., e é amplamente utilizado na amplificação de si nais de sensores, circuitos de filtro, etc.

3.3.3 Conceção do circuito de aumento de tensão

A gama de tensão do sinal analógico emitido pelo sensor de impulsos é de -0,1~0,6V. Uma vez que a saída tem um valor n egativo e o circuito de amplificação da primeira fase é um circuito de amplificação inversor, é utilizado um circuito de amplificação i nversor para atingir o aumento da tensão.

$$V_{out} = -\frac{R2}{R8}(-5 + V_{in})$$

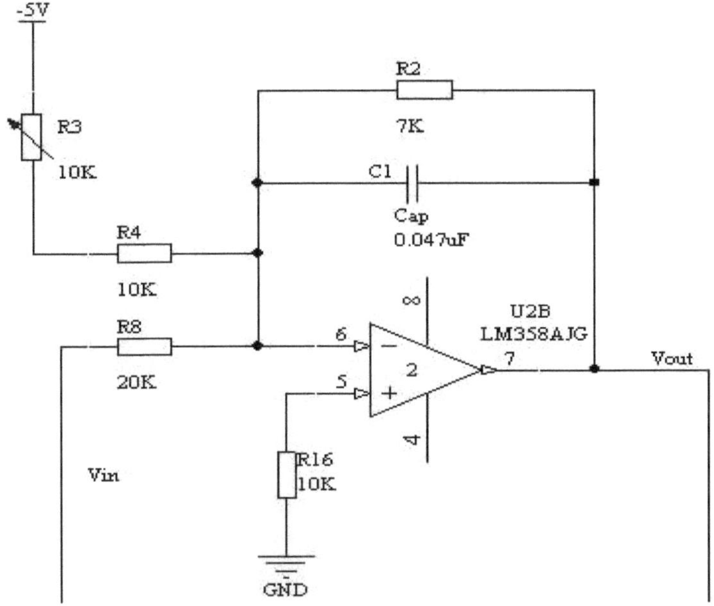

Fig.3.5 Circuito de reforço de tensão

3.3.4 Conceção do circuito de potência

O circuito da fonte de alimentação é apresentado na Figura 3. 6. A fonte de alimentação de 5 V exigida pelo sistema é convertid a a partir de uma fonte de alimentação regulada de 9 V CC. O ci rcuito de condicionamento do sinal de impulso requer uma fonte d e alimentação de ±5V. Ao mesmo tempo, é utilizado um regulador de tensão integrado de comutação de polaridade inversa da bomba de carga MAX660 para converter a tensão de +5V numa tensão de -5V.

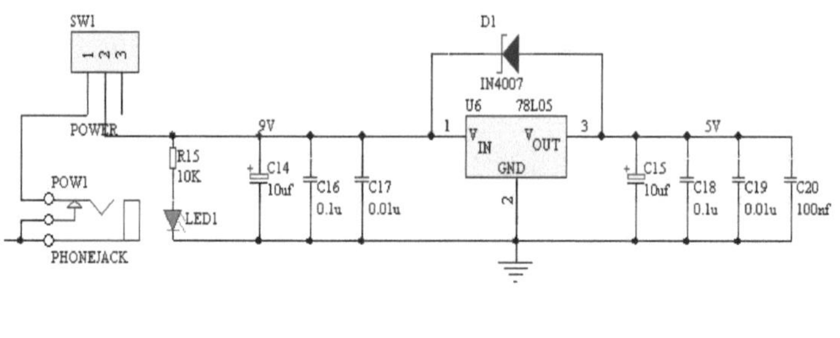

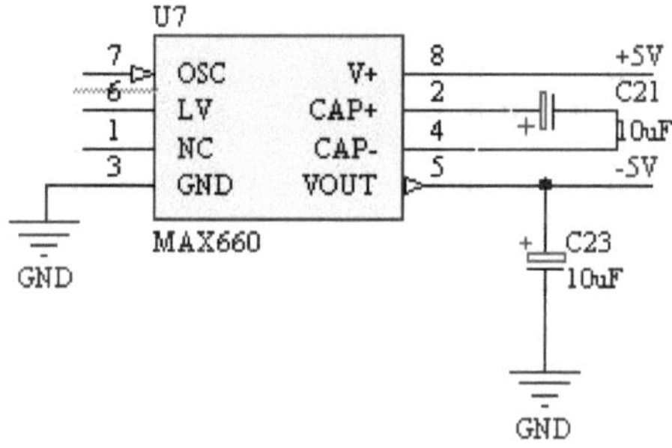

Fig.3.6 Circuito de potência

3.3.5 Conceção do circuito do microcontrolador

O circuito da MCU é apresentado na Figura 3.7. O circuito MCU é constituído pelo sistema mínimo MCU, pelo circuito de co nversão AD e pelo circuito MAX232. Nesta conceção, o microcont rolador e os seus circuitos periféricos completam principalmente a conversão AD dos sinais e a comunicação em série com o comput ador anfitrião, pelo que os requisitos para o microcontrolador são r elativamente baixos. A série de microcontroladores MCS-51 é de b aixo preço, tem boa versatilidade e tem aplicações de mercado ma duras, pelo que este projeto utiliza o microcontrolador AT89S52. O conversor AD mostra o TLC549, a sua tensão de alimentação é d e 5V e a tensão de alimentação é utilizada como tensão de referên cia externa. O chip de conversão de nível da porta serial usa MA

X232. A taxa de amostragem do TLC549 é maior do que a taxa d
e transmissão da porta serial, portanto, a taxa de amostragem do si
stema de aquisição é determinada pela taxa de transmissão da port
a serial, ou seja, a taxa de transmissão. A frequência da onda de
pulso está dentro de 50Hz. De acordo com o teorema da amostrag
em (teorema de Nyquist), a frequência de amostragem do circuito
de hardware é selecionada como 200Hz.

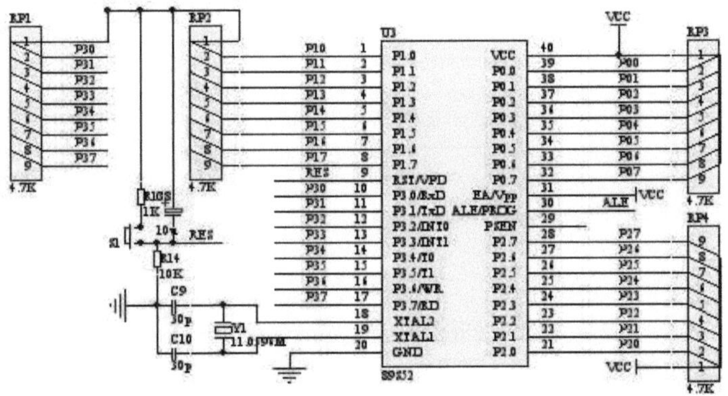

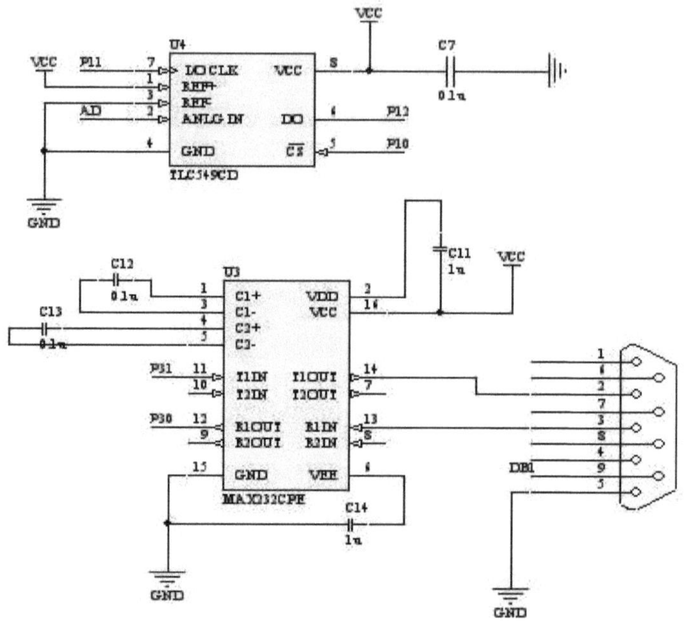

Fig.3.7 Circuito do microcontrolador

3.4 Conceção de programas de computador com microcontrolador inferior

O programa do microcontrolador é compilado utilizando o soft ware de compilação Keil uVision 2. O programa do microcontrolad or é escrito em linguagem C51, porque a linguagem C51 é mais c ómoda e intuitiva de utilizar do que a linguagem assembly. É muit o semelhante ao método de escrita da linguagem C. Pode chamar diretamente muitas funções de biblioteca para processar dados, e é mais rápida de escrever. As principais funções do programa do mic rocontrolador são: 1) Receber comandos enviados pelo computador anfitrião; (2) Responsável pelo controlo da conversão A/D; (3) Res ponsável pela transmissão de dados após a conversão A/D. O fluxo do programa do microcontrolador é mostrado na Figura 3.8:

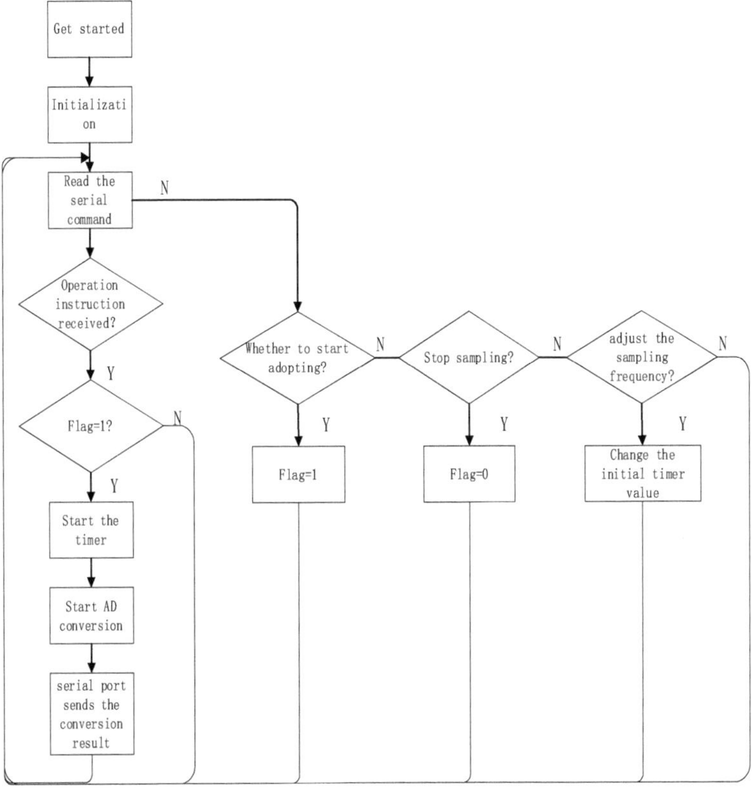

Fig.3.8 Fluxograma do microcontrolador

O microcontrolador recebe primeiro a instrução do computador anfitrião. Se receber a instrução de início de amostragem, inicia a conversão A/D e transmite o resultado da conversão ao computador anfitrião. Se for recebido um comando de paragem da amostrage m, a conversão A/D é interrompida. Se for recebida uma instrução para ajustar a frequência de amostragem, a frequência de amostrage m é alterada.

3.5 Conceção do programa de PC com base no LabVIEW

LabVIEW é a abreviatura de laboratory virtual instrument engineering workbench e é um ambiente de desenvolvimento integrado lançado pela National Instruments Co. Ld. O LabVIEW é a linguagem de programação gráfica mais completa e influente da atualidade, também conhecida como linguagem G. O programa escrito por ele é chamado VI (abreviatura de Virtual Instrument), que inclui principalmente duas partes: painel frontal e diagrama de blocos do programa. A interface utilizada pelo programa do painel frontal para interagir com o utilizador pode definir valores de entrada, observar valores de saída e apresentar gráficos, formas de onda, relatórios, etc. O diagrama de blocos é uma coleção de código fonte gráfico. O código fonte gráfico é também designado por código G ou código de diagrama de blocos, que determina a forma como o VI é executado. A poderosa arquitetura de software de instrumento virtual VISA do LabVIEW é utilizada para completar a comunicação entre o PC e o computador escravo, e guardar os sinais de impulsos recolhidos como ficheiros de texto. O VISA é uma API de alto nível que chama controladores de baixo nível. O VISA pode controlar instrumentos VXI, GPIB, de série ou baseados em computador e chamar o controlador adequado com base no tipo de instrumento utilizado. No LabVIEW, o VISA é uma biblioteca única para comunicar com instrumentos GPIB, de série, VXI e baseados em computador. Não é necessário utilizar uma paleta de E/S separada para programar um instrumento. O VI de comunicação série está localizado no diagrama de blocos do programa → Função → E/S do instrumento → Porta série. Ao chamar a função de configuração da porta série do VISA, o protocolo de comunicação deve ser definido de forma coerente com o programa do microcontrolador.

A linguagem gráfica G do LabVIEW é utilizada para conceber o programa do computador anfitrião, que inclui principalmente a recolha e o armazenamento de dados de sinais de impulsos e a reprodução dos sinais recolhidos e armazenados. De acordo com este objetivo, na janela do painel frontal do LabVIEW, selecionar os controlos relevantes e os dispositivos de visualização da forma de onda, definir os parâmetros da porta série na janela do diagrama de blocos correspondente e guardar o sinal escrevendo o ficheiro de folha de cálculo VI, que armazena a forma de onda do sinal no ficheiro sob a forma de pontos de dados. Todo o processo de aquisição e visualização é controlado por uma estrutura em loop. A parte de reprodução consiste em ler os ficheiros de dados existentes através do VI Ler Ficheiro de Folha de Cálculo para realizar a reprodução da forma de onda e realizar a análise do espetro através do VI Medição do Espectro. A Figura 3.9 é o painel frontal do programa de computador anfitrião de ondas de pulso, e a Figura 3.10 é o diagrama de blocos do programa da parte de aquisição.

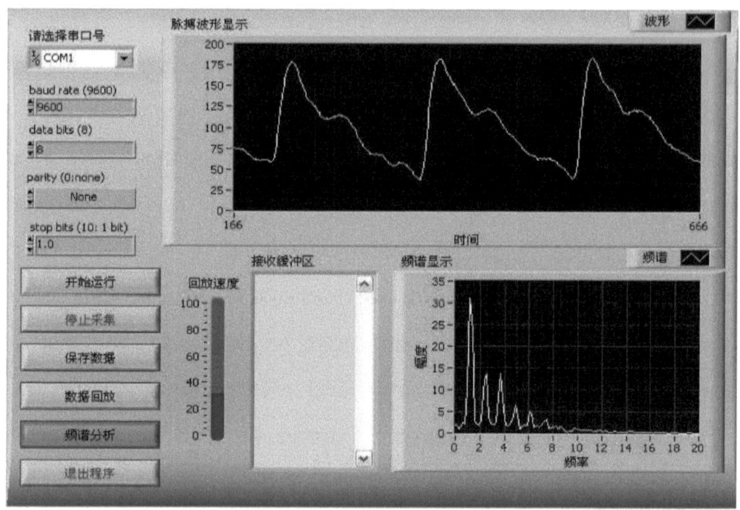

Fig.3.9 Painel frontal do programa de computador anfitrião de onda s de pulso

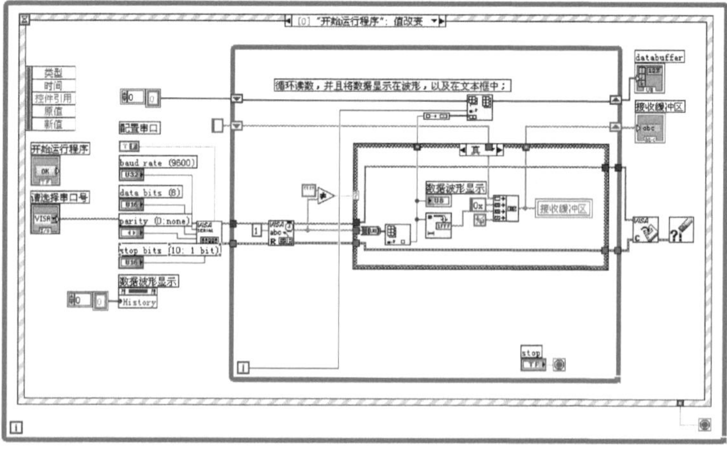

Fig.3.10 Diagrama de blocos do programa da parte de aquisição

3.6 Resumo do presente capítulo

Este documento desenvolve um novo sistema de deteção de o

ndas de pulso baseado num microprocessador incorporado e comple ta a conceção dos módulos funcionais de software e hardware corr espondentes do sistema de deteção de ondas de pulso. A deteção r eal de ondas de pulso foi efectuada nos indivíduos e foram realiza das as funções de recolha dinâmica, visualização em tempo real, ar mazenamento de dados, reprodução de dados e análise do espetro do sinal de pulso na artéria radial humana. Os resultados experime ntais mostram que este método é fácil de operar, tem resultados ex actos e boa repetibilidade, pode obter dinamicamente formas de on da de pulso completas e tem um bom valor de aplicação para a d eteção clínica e análise de ondas de pulso.

Capítulo 4 Análise e extração de caraterísticas no domínio do tempo e no domínio da frequência do sinal de impulsos

4.1 Caraterísticas dos sinais de impulsos

O sinal de impulso é o sinal determinístico que mais se aproxima da periodicidade, mas na realidade não é totalmente determinístico. O sinal de pulso não é estático, mas muda constantemente de forma ligeira. Os sinais de pulso mostram diferentes formas de onda devido à influência de certas patologias fisiológicas do corpo humano e mudanças no ambiente circundante. Para estudar o sinal de pulso, temos de compreender primeiro as suas caraterísticas. Em resumo, o sinal de pulso tem principalmente as caraterísticas de sinal fraco, ruído forte, baixa frequência, variabilidade, etc.

(1) Sinal fraco O sinal de impulso recolhido do corpo humano é muito fraco e a sua amplitude é geralmente da ordem de grandeza de microvolts a milivolts. Por conseguinte, deve ser selecionado um amplificador adequado antes de processar o sinal de impulsos.

(2) Ruído forte A amplitude do sinal de impulso é pequena e é fácil introduzir interferências, tais como interferências causadas por movimentos corporais, stress mental e interferências de frequência de potência de 50Hz. Por conseguinte, o sinal de impulsos tem de ser eliminado.

(3) Baixa frequência: A frequência dos sinais de impulsos humanos é baixa e o seu espetro distribui-se principalmente entre 0 e 20 Hz.

(4) Variabilidade A variabilidade do sinal de pulso provém da

variabilidade do sistema cardiovascular. Isto deve-se à capacidade do corpo humano de se adaptar às alterações ambientais com a ajuda do seu mecanismo regulador interno. Por conseguinte, doenças diferentes apresentam sinais de pulso diferentes na mesma pessoa, a mesma doença também apresenta sinais de pulso diferentes em pessoas diferentes e a mesma doença na mesma pessoa também apresenta sinais de pulso diferentes em alturas diferentes. Esta variabilidade aumenta a dificuldade de análise e processamento do sinal de pulso. A variabilidade dos sistemas cardiovasculares e dos sinais de pulso, por um lado, torna difícil resumir as caraterísticas e os padrões dos sinais diretamente a partir dos resultados da observação. Por outro lado, a variabilidade contém frequentemente informações significativas. Por conseguinte, devemos utilizar métodos de deteção não invasivos para obter esses sinais e processá-los para analisar as informações necessárias para os médicos diagnosticarem doenças.

4.2 Método de interpretação do diagrama de impulsos no domínio do tempo

O diagrama de ondas de pulso (também chamado diagrama de pulso) registado pelo sensor de pulso e pelo medidor de pulso é principalmente a força abrangente da pressão intravascular, tensão da parede do vaso sanguíneo e deslocamento geral do vaso sanguíneo, bem como a trajetória das suas mudanças de fase temporal. A observação da forma do diagrama de pulso permite não só compreender as actividades funcionais do sistema circulatório do corpo, mas também identificar a posição, o número, a forma e as caraterísticas potenciais do padrão de pulso na medicina tradicional chinesa através da análise dos parâmetros do diagrama de pulso, fornecendo indicadores objectivos para a diferenciação de síndromes na medicina tradicional chinesa[34].

O diagrama de pulso é constituído pelos ramos ascendente e descendente. O ramo ascendente e o ramo descendente formam a onda principal. Existe um traço no ramo descendente chamado desfiladeiro médio descendente. Entre a onda principal e o desfiladeiro médio descendente, surge frequentemente uma onda pré-diplomática, também designada por onda de maré. A onda dicrótica que aparece imediatamente a seguir ao desfiladeiro médio descendente Também conhecida como onda média descendente. As ondas e desfiladeiros acima são os principais componentes do diagrama venoso. Factores como a contratilidade do miocárdio e a taxa de ejeção desempenham um papel importante na forma de onda do pico principal na fase sistólica do diagrama de pulso. O aumento da resistência periférica também pode afetar a forma sistólica do diagrama de pulso, com a complacência aórtica combinada com variáveis de resistência periférica a determinar a taxa de declínio da onda de pressão diastólica. A complacência arterial também reflecte o impacto da maciez e dureza da parede do vaso sanguíneo na velocidade de condução da onda de pulso durante o seu redobramento e aceleração, causando assim alterações na onda frontal dicrótica[35]. Os principais parâmetros no domínio do tempo do diagrama de impulsos são apresentados na Figura 4.1. Ao analisar a amplitude e a duração do diagrama de impulsos, podemos compreender a frequência e o ritmo do impulso, a força da força de impulso, o potencial de impulso virtual e sólido e as caraterísticas morfológicas do impulso, etc.[36].

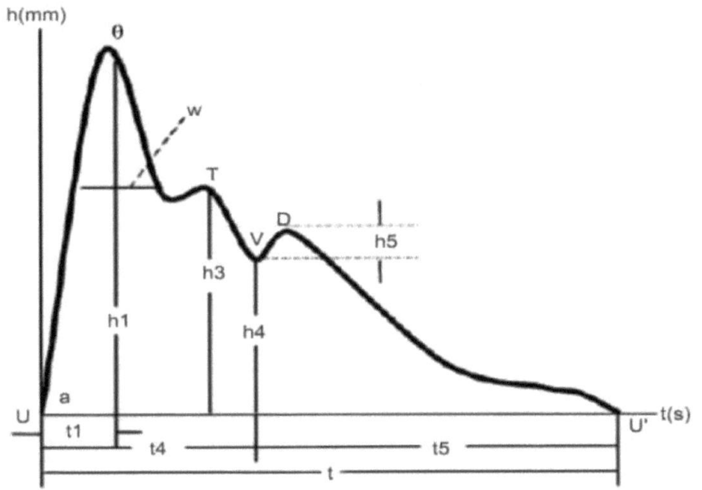

Fig.4.1 Diagrama de impulsos típico

Parâmetros do diagrama de impulsos

h1 é a altura da onda principal, que é a altura entre o pico da onda principal e a linha de base do gráfico de ondas de pulso (quando a linha de base é paralela ao eixo do tempo). Reflecte principalmente a função de ejeção do ventrículo esquerdo e a complacência da aorta.

h3 Altura da onda de maré, ou seja, a amplitude desde o pico da onda de maré até à linha de base do diagrama de pulso. O valor h3 reflecte principalmente a tensão vascular arterial e o estado da resistência periférica.

h4 é a altura do desfiladeiro descendente, que é a altura do fundo do desfiladeiro descendente até à linha de base do gráfico de ondas de pulso. A altura do istmo descendente reflecte principalmente a resistência periférica das artérias.

h5 A altura da onda dicrótica é a altura entre o pico da onda dicrótica e a linha de base paralela traçada a partir do fundo do d esfiladeiro descendente. A amplitude da onda dicrótica reflecte prin cipalmente a elasticidade (complacência) da aorta.

h3/hl reflecte principalmente a complacência da parede do vas o sanguíneo, também conhecida como coeficiente elástico, e é de g rande importância na identificação das condições de pulso na medi cina tradicional chinesa.

h4/h1 reflecte principalmente o nível de resistência externa. É mais comum nas síndromes de deficiência de Qi e de deficiência de sangue diferenciadas pela medicina tradicional chinesa.

h5/h1 reflecte principalmente a complacência aórtica e a funçã o da válvula aórtica.

Tal como a zona sistólica.

Ad é a área diastólica. A área do diagrama de pulso está rela cionada com o débito cardíaco.

O ângulo ascendente α, ou ângulo U, é o ângulo entre o ram o ascendente da onda principal e a linha de base, reflectindo a ela sticidade dos vasos sanguíneos e a viscosidade do sangue.

θ O ângulo da onda principal, ou ângulo P, é o ângulo entre o ramo ascendente e o ramo descendente da onda principal, que re flecte a elasticidade e o fluxo sanguíneo dos vasos sanguíneos.

t1 é o valor de tempo desde o ponto inicial do gráfico de on das de pulso até ao ponto de pico da onda principal. t1 correspon de ao período de ejeção rápida do ventrículo esquerdo.

t4 é o tempo entre o ponto inicial do diagrama de ondas de pulso e o istmo médio descendente. T4 corresponde à fase sistólica do ventrículo esquerdo.

t5 é o valor de tempo entre o centro de descida e o ponto fi nal do diagrama de ondas de pulso. t5 corresponde à fase diastólic a do ventrículo esquerdo.

t é o valor do tempo entre o ponto inicial e o ponto final do diagrama de onda de pulso. t corresponde a um ciclo cardíaco do ventrículo esquerdo, que corresponde ao pulso, ou seja, um ciclo d e pulsação.

w A largura a 1/3 da onda principal é equivalente ao tempo e m que se mantém o nível de alta pressão na artéria.

w/t corresponde à duração do aumento da pressão aórtica, rela cionada com o tempo de início de h3 e com a resistência periféric a.

t1/t está relacionado com a função de ejeção cardíaca.

(t4-t1)/t está relacionado com a função de ejeção cardíaca.

t4/t5 está relacionado com a frequência cardíaca.

4.3 Método para filtrar o desvio da linha de base do sinal de impulsos

O desvio da linha de base é uma forma de interferência na fo rma de onda do impulso, que se manifesta principalmente como int erferência de baixa frequência na forma de onda do impulso. Com o se mostra na imagem superior da Figura 4.4, pode ver-se claram ente que as formas de onda de cada ciclo cardíaco não se encontr am na mesma linha horizontal, o que é causado pelo desvio da lin ha de base. A causa do desvio da linha de base ainda não é clara. Pensa-se geralmente que o desvio da linha de base é causado pri ncipalmente pela influência de factores como o movimento respirat ório, o movimento muscular ou a deslocação do corpo na pressão arterial. Além disso, a regulação neuro-humoral, as alterações de te mperatura e as imperfeições do próprio dispositivo de recolha são t ambém causas importantes de desvio da linha de base. O objetivo do reconhecimento de impulsos é identificar e extrair caraterísticas, e a interferência do desvio da linha de base causará grandes erros no trabalho acima referido. Por conseguinte, o desvio da linha de base deve ser minimizado antes de se poder efetuar o trabalho sub sequente. Existem muitos métodos para corrigir o desvio da linha de base. Os mais comuns incluem a filtragem morfológica[37], a filt ragem FIR[38], a filtragem mediana[39] e a filtragem automática. A fi ltragem adaptativa e o método de ajuste dos mínimos quadrados co m base em todos os dados [39] e o método de ajuste de funções co m base em pontos-chave da linha de base, etc. Este documento pr opõe um método de filtragem da deriva da linha de base baseado na resolução multi-escala de wavelets. Uma vez que o desvio da li nha de base é caracterizado por componentes DC aperiódicos, utiliz ando as caraterísticas de filtragem passa-banda da transformada wa velet e as caraterísticas de filtragem passa-baixo da função de esca la, o desvio da linha de base que aparece na grande escala da dec omposição wavelet pode ser diretamente removido e restaurado pel o algoritmo de reconstrução. Sinal após o desvio da linha de base. Durante o processo de conceção do software, descobrimos através de muitas experiências que, ao decompor o sinal de impulso recolh ido em 8 camadas, o desvio da linha de base foi decomposto do s inal original. No entanto, neste momento, ainda existem component es de frequência mais baixa no sinal de onda de pulso. O sinal de pulso é decomposto em 9 camadas. Quando atinge a escala 9, po de ser considerado como sendo basicamente um componente de de svio da linha de base.

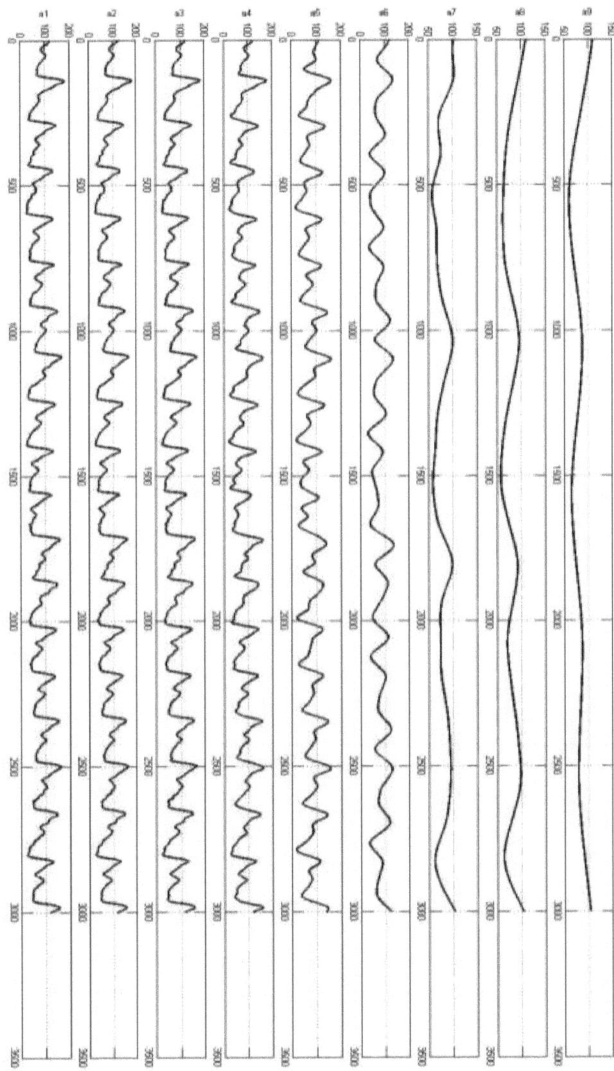

Fig.4.2 Sinais de aproximação de cada camada após a decomposiçã o wavelet

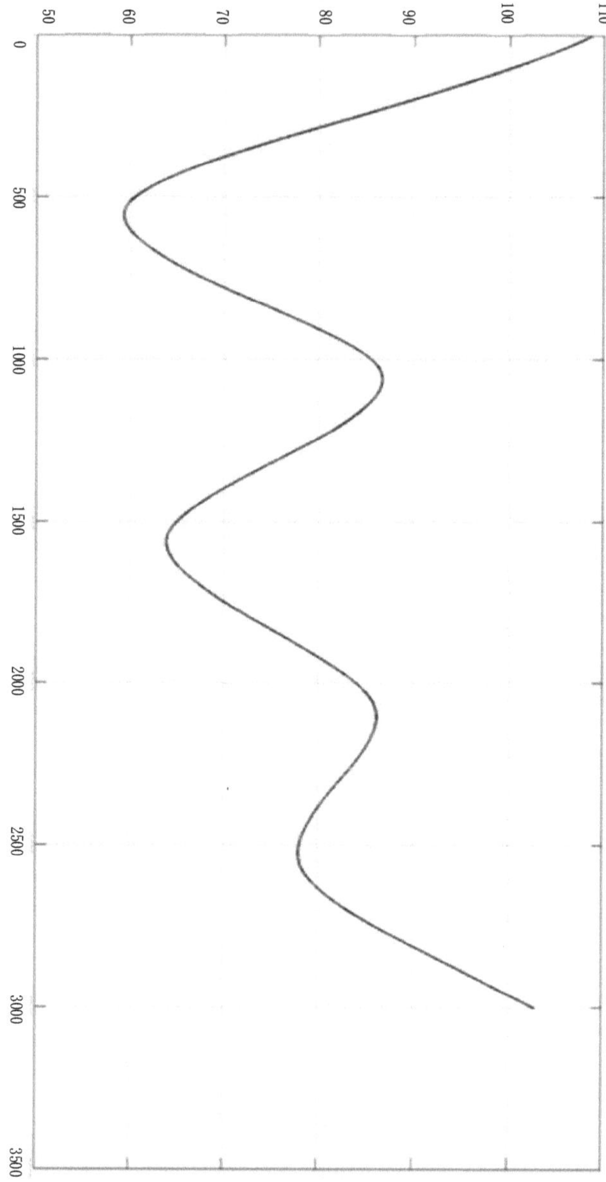

Fig.4.3 Sinal de aproximação à escala 9 após decomposição wavele

t

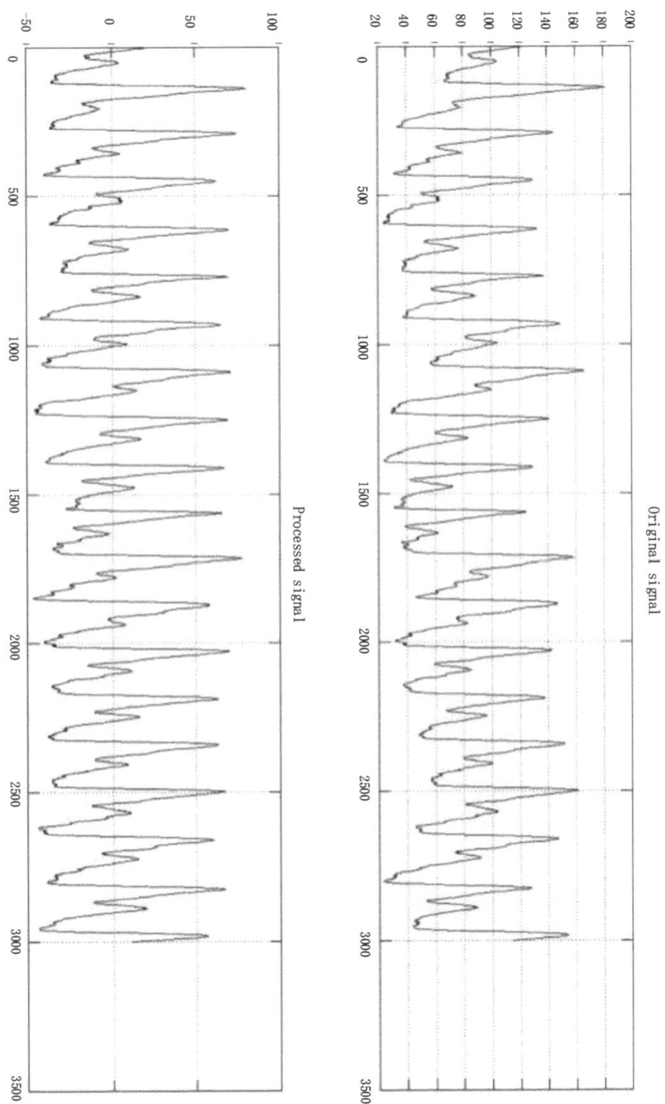

Fig.4.4 Comparação de sinais

Comparando com o sinal original, confirma-se que o sinal de

aproximação na escala 9 é o componente de desvio da linha de ba se no sinal de impulso. Uma vez que o sinal de aproximação na e scala 9 é o componente de desvio da linha de base do sinal origin al. No processo de reconstrução wavelet, os componentes nesta esc ala são definidos como zero, e o sinal sintético com o componente de desvio da linha de base removido pode ser obtido. Quando a frequência de amostragem do sinal permanece inalterada, uma vez que corresponde a uma determinada transformada wavelet, o centro da janela de frequência e a largura da janela em diferentes escalas são determinados, e assim a escala máxima de decomposição para remover o desvio da linha de base pode ser determinada. A frequê ncia de aquisição do sistema de aquisição de sinais de impulsos é fixada em 200 Hz e a base wavelet Symlets de 8ª ordem (Sym8) é utilizada para efetuar 9 decomposições wavelet no sinal de impul sos recolhido. A frequência do sinal de aproximação na escala 9 é de 0~0,45Hz. Por conseguinte, os componentes de baixa frequência do sinal original não são afectados após o desvio da linha de base.

Segue-se o nosso fluxograma durante o processo de programação:

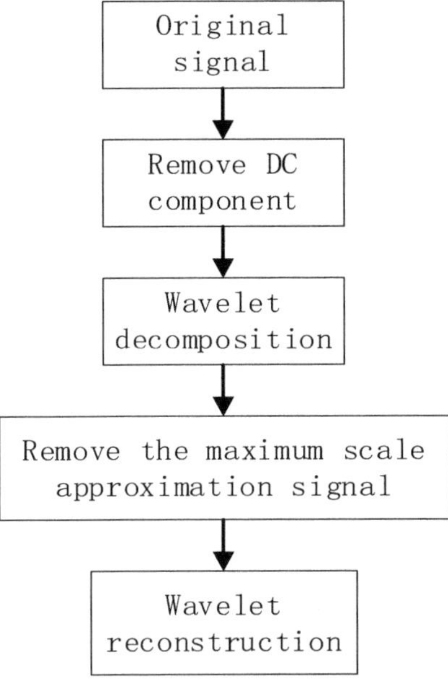

Fig.4.5 Fluxograma

Comparando o sinal original e o sinal de impulso reconstruído na Figura 4.4, o sinal reconstruído filtra basicamente o desvio da linha de base.

4.4 Extração da onda principal e do período do sinal de impulso

O sinal de impulso é um sinal quase periódico com uma forte periodicidade. Se pretender utilizar as informações caraterísticas (c omo o valor K) extraídas do sinal de impulsos para calcular parâm etros cardiovasculares relevantes, o primeiro problema a resolver é isolar um único ciclo dos sinais de impulsos de ciclos múltiplos re colhidos. Uma vez que o cálculo destes parâmetros cardiovasculares se baseia num ciclo completo de formas de onda de pulso, é imp ortante extrair com precisão o ciclo de pulso. Uma vez que o sina l de pulso do corpo humano nunca é um sinal proveniente de uma fonte de sinal padrão, não pode ser tão exato como o ideal. Os p eríodos dos sinais de impulsos não são necessariamente estritament e iguais, as linhas de base das formas de onda desviam-se e as ca raterísticas das formas de onda de impulsos não são estritamente ig uais. Ao analisar os sinais de pulso coletados, este artigo descobriu que em cada ciclo de pulso, a onda principal aparece apenas uma vez, ou seja, há apenas uma onda principal em um ciclo. Se a o nda principal puder ser extraída com precisão, o ciclo pode ser ext raído com precisão. A seguir, começa-se por introduzir o método tr adicional de extração da onda principal e do período do sinal de i mpulso. Nesta base, este artigo propõe o método adotado no prese nte artigo. Finalmente, é efectuada uma experiência de simulação p ara discutir o algoritmo.

1 Método tradicional de extração da onda principal e do perío do

A chave para extrair pontos caraterísticos do domínio do temp o a partir de sinais de impulsos contínuos de vários ciclos reside no posicionamento exato do período do sinal de impulsos. Por con seguinte, é importante determinar primeiro o intervalo de período d o sinal de impulso. A fim de extrair com precisão e completament e algumas caraterísticas do domínio do tempo dos sinais de impuls os recolhidos, tais como a onda principal, o ciclo, etc. Após muito s anos de investigação, as pessoas resumiram alguns métodos de e xtração, entre os quais o método mais clássico é: método de limiar [40].

2 Extração do método do limiar

O ponto em que o sinal de impulso é superior ao limiar defin ido é registado como o limiar, e o ponto em que o sinal de impul so é inferior ao limiar é registado como 0, formando a deteção de impulsos. As etapas específicas de implementação são:

1) Registar o sinal de impulsos como x(i), em que i é a coor denada do ponto de amostragem discreto, e encontrar o valor máxi mo m de x(i);

2) Subtrair um determinado valor a do valor máximo m, regis tar b=m-a como limiar, realizar o processamento do limiar no sinal de impulsos, definir o valor superior a b em x(i) como b, caso c ontrário, defini-lo como 0, e o resultado é registado como y(i);

3) Encontre a diferença de y(i). O ponto com um resultado de 1 corresponde ao ramo ascendente do sinal de impulso. O ponto com um resultado de -1 corresponde ao ramo descendente do sinal de impulso. Encontre o máximo e o mínimo entre cada um dos do is ramos ascendentes adjacentes. O ponto máximo é a posição da onda principal e o ponto mínimo é a posição inicial do sinal de i mpulso;

4) Em seguida, calcular o período de impulso com base na po sição da coordenada de max ou min combinada com o tempo de a mostragem. Ao mesmo tempo, a ordenada no máximo é a onda de impulso principal.

Algumas pessoas efectuaram experiências de simulação com si nais de impulsos utilizando este método. Verificou-se que o método do limiar não consegue extrair com exatidão o máximo e o míni mo do sinal adquirido, o que resulta em julgamentos errados. A ra zão é que é impossível determinar com exatidão a posição da ond a principal, especialmente quando existe ruído no sinal de impulso. Alguns sinais de ruído tornam-se máximos, substituindo assim a on da principal, tornando impossível extrair corretamente a onda princi pal. Pela mesma razão, também é impossível identificar corretament e o ponto mínimo (início) do sinal de impulso. ponto de disparo), é impossível extrair o período do sinal de impulso.

3 Método de extração deste artigo

Este artigo centra-se nas vantagens e desvantagens do algoritm o tradicional de extração de caraterísticas de ondas de impulso e, e m seguida, analisa cuidadosamente o período do sinal de impulso a extrair. Verifica-se que, se a onda principal for extraída, o período também pode ser calculado com base no número de ondas princip ais, e o ápice da onda principal é o impulso O ponto máximo nu m ciclo de uma onda. Com base nesta caraterística, este document o propõe a utilização do método do valor extremo para extrair a o nda principal do sinal de impulso e, em seguida, calcular o ciclo de impulso com base na onda principal. A ideia básica é extrair to dos os pontos de valor máximo do sinal de onda de pulso de uma só vez, depois separar a onda principal da onda de pulso dos pon tos de valor máximo e calcular o período. Os passos específicos sã o:

1) Definir o sinal de impulso amostrado como x(n) e encontra r todos os seus pontos de valor máximo;

2) Encontrar o valor máximo entre os pontos de valor máxim o, ou seja, a onda principal;

3) Em seguida, efetuar uma média aritmética na ordenada do ponto de valor máximo para obter a onda principal, efetuar uma m édia aritmética no número de pontos de amostragem na abcissa do valor máximo, obter o número médio de pontos de amostragem nu m período e calcular o período.

Processo de algoritmo específico:

1) Encontrar o diagrama de fluxo do ponto de valor máximo

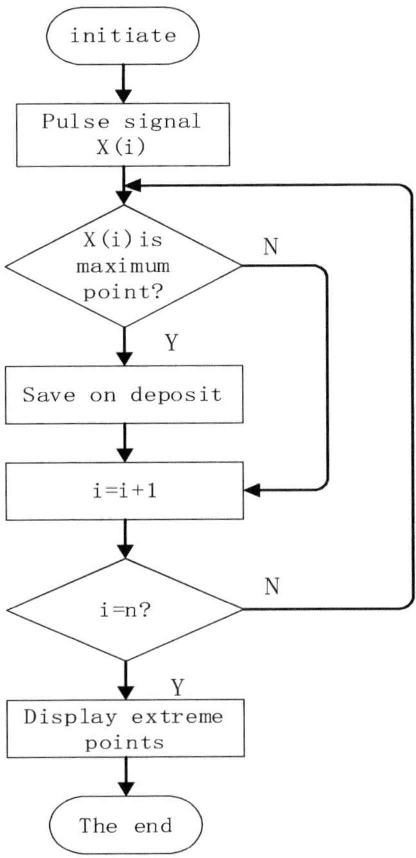

Fig.4.6 Fluxograma do método de pesquisa do ponto de valor máxi mo

O sinal de impulso é uma matriz x(i), i é o subscrito da matr iz, de 1 a n, e n é o comprimento de x(i).

2) Descobrir a onda de pulso principal e calcular o fluxogram a do ciclo de pulso

A frequência de recolha do sensor de impulsos é f (Hz) e o t empo de recolha é t (s). Os números NUM, DD e HH utilizados no fluxograma representam, respetivamente, o número máximo de o ndas de impulsos principais, o espaçamento mínimo do sinal de im pulsos e a distância mínima em altura da onda de impulsos princip al. São explicados a seguir.

De acordo com o senso comum médico, é fácil saber que o p ulso de uma pessoa salta entre 30-200 batimentos/minuto, o que si gnifica que há 30-200 batimentos de pulso em 60 segundos. Cada batimento de pulso deve ter uma onda principal, pelo que o númer o máximo de pulsos dentro do tempo de amostragem t(s) O númer o de ondas de pulso principais deve ser 200*t/60=NÚMERO. Depo is de encontrar NUM ondas de impulsos principais, a procura de o ndas de impulsos principais pode ser terminada.

A diferença de espaçamento mínimo DD é definida como o n úmero mínimo de pontos de amostragem entre as ondas de impuls os principais, ou seja, o número mínimo de pontos de amostragem durante ciclos de impulsos adjacentes. O método de cálculo é o tot al de pontos de amostragem dividido pelo número de ciclos = tem po de amostragem * frequência de amostragem / número de ciclos, ou seja, t*f/NUM=DD.

A diferença de altura mínima H é definida como a diferença mínima entre as alturas das ondas de impulso principais.

A condição final do programa é que a matriz de pontos extre mos de impulsos x(i) tenha sido completamente percorrida ou que tenham sido encontrados NUM números de ondas de impulsos prin cipais. Há muitas razões para o ruído dos sinais de pulso. Durante a recolha de dados de impulsos, o braço treme, causando algumas medições de dados imprecisas ou o ruído é introduzido no process o de recolha de sinais. Neste ponto, abordamos principalmente o r uído causado pela agitação do braço durante a recolha de dados. A agitação do braço durante a recolha do sinal pode introduzir ruído no sinal, causando deformação e distorção do sinal local, provoca ndo assim uma extração incorrecta das caraterísticas. Para evitar est e tipo de situação, o ruído deve ser removido do sinal adquirido. O objetivo da redução do ruído é eliminar a extração de múltiplas caraterísticas idênticas num ciclo, como três ondas principais que a parecem num ciclo, ou a extração de alguns pontos que não são d e todo pontos caraterísticos. O princípio da redução de ruído é que a distância entre as ondas de impulsos principais adjacentes deve ser superior a D ou a diferença de altura entre os picos de ondas adjacentes deve ser inferior a H, ou seja, a expressão (|i-j|> DD&&|x(i)-x(j)|>HH) é verdadeira, se a expressão for falsa, significa qu e os pontos de ruído têm de ser removidos. Ao remover os pontos de ruído, o sinal de pulso necessário pode ser extraído com preci são. O número máximo específico de ondas principais do sinal de impulso K, a diferença mínima de distância DD e a diferença míni ma de altura HH devem ser determinados com base na frequência e no tempo de amostragem reais do sensor de impulsos. A média aritmética da onda de pulso principal extraída é calculada e, em se guida, o ciclo de pulso é calculado com base na média das distânc ias dos pontos de amostragem da onda principal. Este é o processo de extração de períodos e ondas principais utilizando o método d e valores extremos. Entre eles, count é o contador, i, j são os sub scritos da matriz do sinal de impulso.

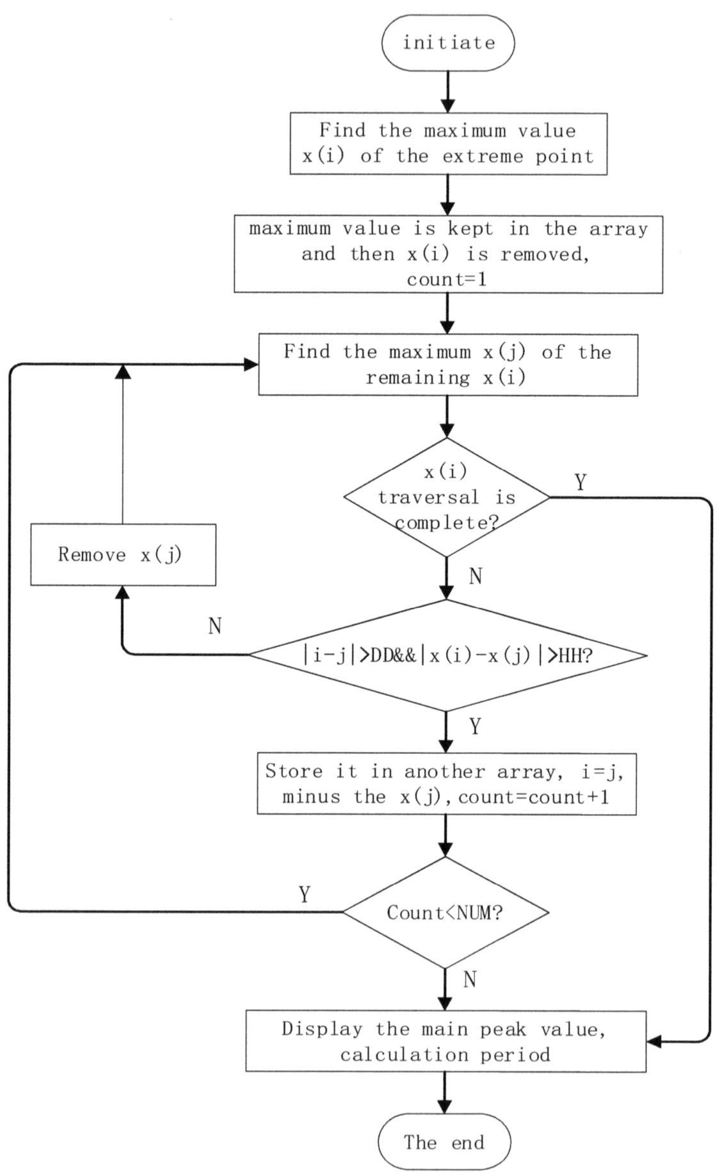

Fig.4.7 Fluxograma de extração da onda principal de impulsos e d o ciclo

4 Experiências de simulação e análise de resultados

Este artigo utiliza os dados experimentais recolhidos para efetu ar uma experiência de simulação. O tempo total de amostragem é de 25s. Após a amostragem, é dividido em 5 grupos, cada grupo t em 2s. A frequência de amostragem é de 200Hz. Cada grupo tem cerca de 1000 pontos de amostragem. Em seguida, é selecionado u m grupo entre eles e utilizado pelo método do valor extremo. Foi efectuada uma experiência de simulação e o efeito é apresentado n a Figura 4.8.

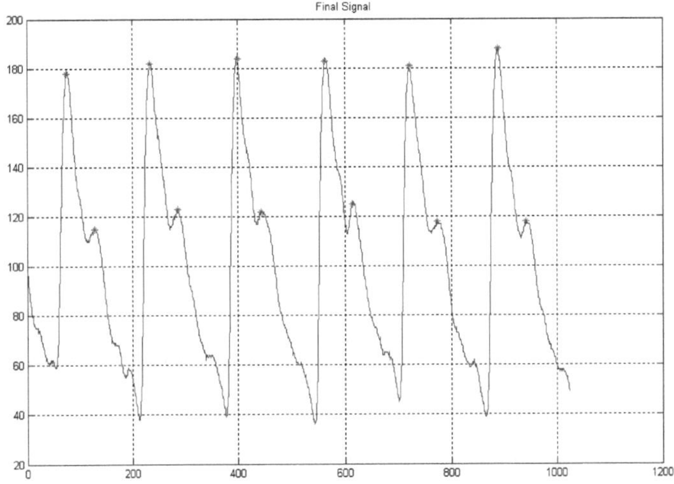

Fig 4.8 Diagrama de resultados da extração do método do valor ex tremo

A julgar pela posição em que a onda principal da onda de im pulso recolhida aparece na figura, o método do valor extremo pode encontrar a posição de pico do impulso, extraindo assim com pre cisão o período e o pico do sinal de impulso. Em comparação co m alguns métodos de extração tradicionais, o método do valor extr emo é simples, eficiente e fácil de implementar. No entanto, o método do valor extremo limita-se apenas ao estudo dos sinais de impulsos de pessoas normais. Quando o sinal de pulso tem muito ruído, são extraídos muitos pontos caraterísticos que não são a onda principal, pelo que este método tem de ser melhorado.

4.5 Caraterísticas do domínio da frequência do sinal de impulsos

Esta secção centrar-se-á na discussão e análise de sinais de impulsos no domínio da frequência. O conteúdo desta secção inclui a análise do espetro de amplitude e a análise do espetro de potência de sinais de impulsos.

4.5.1 Análise do espetro de amplitude do sinal de impulso

Para a análise do espetro de sinais em tempo discreto, pode ser utilizada a transformada de Fourier em tempo discreto, ou DTFT. A DTFT permite-nos analisar o espetro de sinais e as caraterísticas de resposta em frequência de sistemas discretos no domínio digital da frequência, mas existem ainda dois problemas práticos com a DTFT.

(1) A frequência no domínio digital é uma variável contínua, que não é propícia ao cálculo informático. A fim de facilitar a análise e o processamento no domínio da frequência de sinais e sistemas de tempo discreto utilizando métodos digitais, não basta discretizar no domínio do tempo, mas também deve ser discretizado no espetro.

(2) As sequências processadas por métodos digitais só podem ter um comprimento finito, pelo que o problema da análise do espetro de sequências de comprimento finito deve ser especificamente

discutido.

De acordo com estes requisitos, é introduzido o conceito de tr ansformada discreta de Fourier de sequências de comprimento finit o. A transformada discreta de Fourier de uma sequência de compri mento finito é designada por transformada discreta de Fourier, ou DFT (Discrete Fourier Transform). A definição de DFT é a seguint e:

Suponhamos que a sequência de comprimento finito x(n), n=0, 1,2,...,N-1, a sua transformada discreta de Fourier DFT é definida como

$$X(k) = DFT[x(n)] = \sum_{n=0}^{N-1} x(n) e^{-j\frac{2\pi}{N}kn}, \quad 0 \leq k \leq N-1 \quad (4\text{-}1)$$

De acordo com a fórmula (4-1), a fórmula pode ser derivada

$$x(n) = IDFT[X(k)] = \frac{1}{N} \sum_{k=0}^{N-1} X(k) e^{j\frac{2\pi}{N}kn}, \quad 0 \leq n \leq N-1 \quad (4\text{-}2)$$

A equação (4-2) é designada por transformada inversa discreta de Fourier (IDFT). A equação (4-1) e a equação (4-2) formam um par de transformações DFT. A DTFT é a transformada de Fourier de qualquer sequência e o seu espetro é uma função contínua, enq uanto a DFT é a transformada discreta de Fourier de uma sequênc ia de comprimento finito. A caraterística da DFT é o facto de ser discreta tanto no domínio do tempo como no espetro, e todas elas têm um comprimento limitado. A DFT fornece um método para uti lizar computadores ou chips DSP para analisar sinais e sistemas, es pecialmente o algoritmo rápido FFT da DFT, que tem sido amplam ente utilizado em muitas ciências e tecnologias e promoveu o rápid o desenvolvimento da tecnologia de processamento digital de sinais e disciplinas relacionadas. . A ideia básica e a implementação da F

FT são apresentadas de seguida.

1) Ideia básica da FFT:

A DFT da sequência de N pontos é

$$X(k)=\sum_{n=0}^{N-1}x(n)W_N^{kn} \quad 0\leq k\leq N\text{-}1 \quad (4\text{-}3)$$

Uma vez que o coeficiente W_N^{kn} é uma função periódica: $W_N^{n(N-k)}=W_N^{k(N-n)}=W_N^{-nk}$ e é simétrico $W_N^{nk+N/2}=-W_N^{kn}$. A FFT foi desenvolvida com base nesta ideia básica.

2) Método de implementação da FFT

Existem muitas formas de algoritmo de FFT, mas podem ser divididas basicamente em duas categorias: método de extração de t empo (DIT-FFT) e método de extração de frequência (DIF-FFT). O s dois algoritmos são basicamente os mesmos em termos de ideias, mas têm métodos de divisão ligeiramente diferentes. Aqui apenas tomamos o DIT-FFT como exemplo para explicação.

Quando N é uma potência inteira de 2, é designado por algori tmo FFT radix-2. Primeiro, decomponha a sequência x(n) em dois grupos,

Os itens de número par são

$$x(2r)=x_1(r) \quad (4\text{-}4)$$

Os itens com números ímpares são

$$x(2r+1)=x_2(r) \quad (4\text{-}5)$$

Onde r=0,1,------,N/2-1. Efectuando a DFT de N/2 pontos nas equações (4-4) e (4-5) respetivamente, podemos obter

Artigos com números pares

$$X(k)=X_1(k)+W_N^kX_2(k) \quad (4\text{-}6)$$

Artigos ímpares

$$X(N/2+k)=X_1(k)-W_N^k X_2(k) \tag{4-7}$$

Em que r=0,1,------,N/2-1.

Repetindo este processo, obtém-se a FFT de x(n). Toda a oper ação requer $\frac{N}{2}\log_2 N$ multiplicações complexas e $N\log_2 N$ adições c omplexas.

De acordo com o método de cálculo do espetro de amplitude, o sinal de impulso é transformado do domínio do tempo para o d omínio da frequência, e o diagrama resultante do domínio da frequ ência do impulso é apresentado na Figura 4.9. Como pode ser vist o no espetrograma, as caraterísticas do espetro do impulso são:

(1) O diagrama de espetro do sinal de pulso é composto princ ipalmente por componentes de baixa frequência, com uma largura de frequência estreita, e a faixa de cobertura é geralmente de 0 ~ 10Hz, enquanto a distribuição de energia dos sinais de pulso acima de 10Hz é menor;

(2) A frequência do primeiro pico harmónico do espetro (ou o primeiro pico principal) que aparece perto de 1Hz no espetro refl ecte exatamente a frequência de flutuação da fonte cardíaca, ou sej a, a frequência cardíaca; além disso, existe também um pico do es petro a um quarto da frequência cardíaca. , cerca de 0,2Hz~0,4Hz,

De acordo com a magnitude do seu valor, este componente é a frequência da onda respiratória, o que mostra que o pulso human o não é apenas afetado pelas flutuações do coração, mas também a fetado e modulado pelo processo de respiração periódica;

(3) Embora a frequência básica de pulsação e a frequência res piratória de diferentes pessoas sejam diferentes, do ponto de vista dos componentes harmónicos, existem harmónicos mais elevados co

m frequência de pulsação e frequência respiratória como a onda fundamental no diagrama do espetro de pulso;

(4) A diferença nos componentes de frequência dos sinais de pulso de pessoas diferentes está na diferença de amplitude, ou seja, na intensidade. Por outro lado, também se reflecte na diferença dos componentes harmónicos, principalmente na ordem dos harmónicos superiores. Isto pode refletir-se na diferença da forma de onda do pulso, ou seja, a diferença entre "forma" e "potencial".

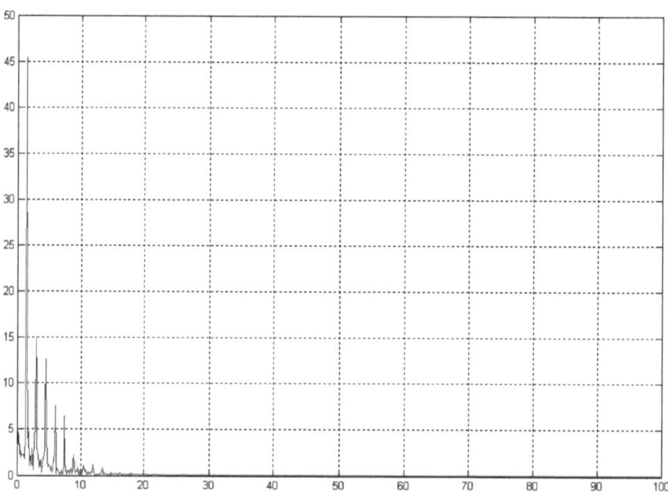

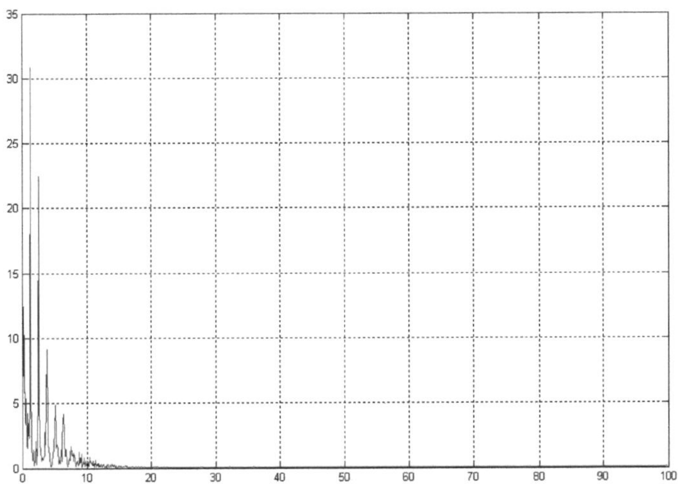

Fig.4.9 Diagrama do espetro de pulso de uma pessoa saudável de 42 anos. Diagrama do espetro de impulsos de uma pessoa saudável de 25 anos.

4.5.2 Análise do espetro de potência do sinal de impulso

Na estimativa do espetro de potência, o chamado "espetro" é a relação de distribuição de determinadas caraterísticas do sinal co m a frequência no domínio da frequência. A estimativa do espetro de potência consiste em encontrar os componentes de frequência de sinais, processos aleatórios ou sistemas com base em dados limita dos. Representa as caraterísticas estatísticas de sinais aleatórios no domínio da frequência, tem um significado físico óbvio e é um do s conteúdos de investigação importantes do processamento de sinai s. Uma vez que o comprimento do sinal aleatório obtido na prática é sempre limitado, o espetro de potência obtido com este sinal de comprimento limitado é apenas uma estimativa do espetro de potê ncia real do sinal aleatório, pelo que se designa por estimativa do espetro de potência. Existem dois tipos de métodos de estimativa d o espetro de potência:

(1) Método não paramétrico (método de estimativa clássico): B aseia-se principalmente na mudança tradicional de Fourier, incluind o principalmente o método do diagrama de correlação (método BT) e o método do periodograma.

(2) Métodos de modelos paramétricos: incluem principalmente o método do modelo autoregressivo, o método da máxima entropia, o método de estimativa da máxima verosimilhança e o método da super-resolução.

Tipicamente, um método simples para estimar a densidade esp etral de potência de um sinal de vibração aleatório consiste em efe tuar primeiro uma transformada de Fourier no sinal de vibração, to mar o quadrado da amplitude do resultado transformado e, em seg uida, dividi-lo pelo comprimento dos dados do sinal como espetro de potência Uma estimativa da função de densidade, este método é o método clássico do periodograma baseado no teorema da energi a da transformada de Fourier. No entanto, o método básico de esti mativa do periodograma não funciona bem. A sua variância de esti mativa é muito grande, e a variância não diminui à medida que os dados aumentam. Por conseguinte, utilizamos um método melhora do do método do periodograma - o método Welch, também conhec ido como método do periodograma médio, que é atualmente o mét odo de cálculo mais utilizado para a função de densidade espetral de potência.

O chamado método Welch utiliza algoritmos como a segmenta ção por sobreposição de sinais, funções de janelamento e FFT para calcular a estimativa do espetro de potência automática (PSD) de uma sequência de sinais e a estimativa do espetro de potência cruz ada (CSD) de duas sequências de sinais. O seu princípio básico é o seguinte: Dividir o sinal de impulsos após a filtragem wavelet e m L segmentos, o comprimento dos dados de cada segmento é M, e permitir que metade dos dados em cada segmento se sobreponha, havendo então

$$L = \frac{N - M/2}{M/2} \tag{4-8}$$

Em seguida, o i-ésimo segmento de dados é registado como:

$$x_N^i = x_N[n + (i-1)M] \quad 0 \text{ n} \leqslant\leqslant \text{ M-1}, \quad 1 \text{ i} \leqslant\leqslant \text{ L} \tag{4-9}$$

Calcular o espetro de potência de cada dado

$$p_i(k) = \frac{1}{MU} \left| \sum_{n=0}^{M-1} x_N^i w(n) e^{-j2\pi kn/M} \right|^2 \quad , \quad 0 \text{ k} \leqslant\leqslant \text{ M-1} \tag{4-10}$$

Na fórmula:

$$U = \frac{1}{M} \sum_{n=0}^{M-1} w^2(n) \tag{4-11}$$

$$w(n) = \frac{1}{2}(1 - \cos\frac{2\pi n}{N-1}) \quad ,0 \text{ n} \leqslant\leqslant \text{ N-1} \tag{4-12}$$

De seguida, adicione pi(k) de forma correspondente e, em seg uida, obtenha o valor médio para obter o espetro de potência médi o:

$$\overline{p_i}(k) = \frac{1}{L} \sum_{i=1}^{l} p_i(k) = \frac{1}{MUL} \sum_{i=1}^{l} \left| \sum_{n=0}^{M-1} x_N^i(n) e^{-j2\pi kn/N} \right|, \quad 0 \text{ k} \leqslant\leqslant \text{ M-1} \tag{4-13}$$

De acordo com o método Welch, calculámos o espetro de po tência do sinal de impulsos filtrado e utilizámos a programação M atlab7.1 para efetuar a estimativa da potência de 4 grupos de sinai s de impulsos. Os resultados são apresentados na Figura 4.10 do e spetro de potência de impulsos de 4 pessoas normais selecionadas.

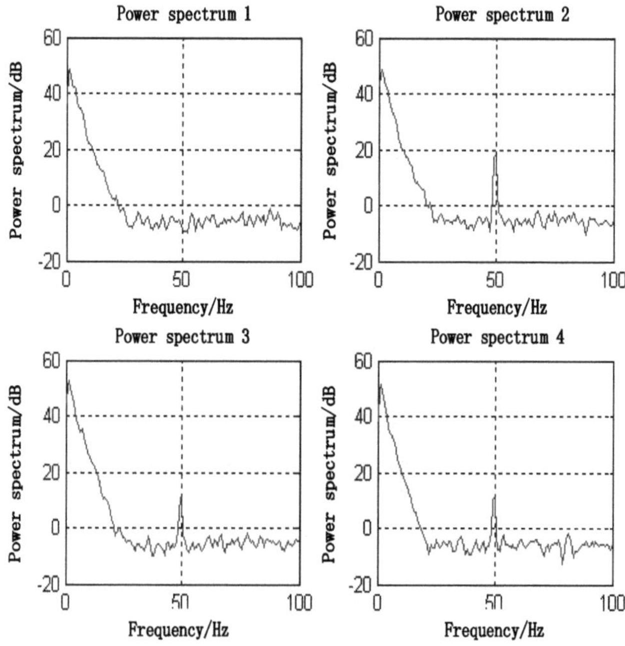

Fig.4.10 Espectro de potência de pulso de pessoas normais

4.6 Resumo do presente capítulo

(1) Utilizar o método do valor extremo para encontrar a posição de pico do impulso e remover alguns sinais de ruído, extraindo assim com precisão o período e o pico do sinal de impulso. Em comparação com alguns métodos de extração tradicionais, o método do valor extremo é mais conciso, eficiente e fácil de implementar. No entanto, o método dos valores extremos limita-se apenas ao estudo dos sinais de impulso de pessoas normais. Quando o sinal de pulso tem muito ruído, podem ser extraídos pontos caraterísticos qu

e não são a onda principal, pelo que este método ainda pode ser melhorado.

(2) Utilizar a transformada rápida de Fourier para calcular o e spetro de amplitude do sinal de impulso, converter o sinal no dom ínio do tempo de impulso num sinal no domínio da frequência e a nalisar as caraterísticas no domínio da frequência do sinal de impu lso de acordo com os componentes de frequência.

(3) Estimar o espetro de potência do sinal de impulso utilizan do o método Welch

Capítulo 5 Análise do processamento de sinais de impulsos sem contacto com base em imagens de sequência de infravermelhos

5.1 Princípio de funcionamento da imagem térmica por infravermelhos

5.1.1 Base teórica da radiação infravermelha

Os raios infravermelhos foram descobertos pelo astrónomo britânico William Herschel em 1800. É uma banda de frequência das ondas electromagnéticas, entre a região da luz visível e as micro-ondas, e tem efeitos térmicos óbvios. A figura 5.1 mostra o papel dos raios infravermelhos no espetro eletromagnético. Localização.

A gama de comprimentos de onda dos infravermelhos situa-se entre 75Onm e 300um, que pode ser dividida em três bandas:

Infravermelhos próximos: comprimento de onda 0,75~3,0um

Infravermelhos médios: comprimento de onda 3,0~20um

Infravermelhos distantes: comprimento de onda 14~300um

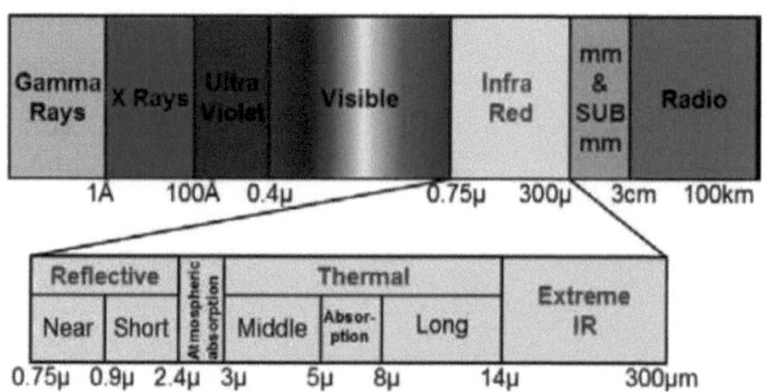

Fig.5.1 Espectro eletromagnético

A análise teórica e a investigação experimental mostram que qualquer objeto, incluindo o corpo humano, terá um movimento térmico molecular acima do zero absoluto, e a energia gerada pelo movimento térmico molecular será emitida sob a forma de energia de radiação térmica. Os objectos com temperaturas mais baixas emitem principalmente radiação invisível ao olho humano. Os raios infravermelhos de onda longa, portanto, a radiação infravermelha é omnipresente na natureza. Utilizando dispositivos de deteção de infravermelhos, o campo de radiação infravermelha de um objeto é medido e convertido numa imagem visível ao olho humano através da tecnologia informática, que é uma "imagem térmica".

Para que a imagem térmica reflicta com precisão a informação sobre a temperatura do objeto medido, devem ser clarificadas as três questões seguintes, nomeadamente

A lei de distribuição da radiação térmica, a variação da potência de radiação com a temperatura e a lei de distribuição espacial da radiação são descritas pelas três leis básicas seguintes[41].

Lei da radiação de corpo negro de Planck:

De acordo com a mecânica quântica, a energia radiante é descontínua. Só pode ser um múltiplo inteiro da unidade mais pequena de energia, o quantum. A potência do quantum está relacionada com a frequência:

$$E = hv \qquad (5\text{-}1)$$

Na fórmula, E é a energia quântica, h é a constante de Planck , v é a frequência. Quanto maior for a frequência, maior será a energia quântica. A fórmula acima mostra que quanto maior a frequência, maior a energia quântica. Para uma unidade de tempo, uma unidade de superfície e um intervalo de comprimento de onda λ, a energia radiante da luz monocromática $E_{\lambda\gamma}$ é uma função do comprimento de onda (λ) e da temperatura absoluta (T), descrita pela lei da radiação do corpo negro de Planck:

$$E_{\lambda T} = \frac{8\pi hc^2}{\lambda^5} \frac{1}{e^{\frac{hc}{\lambda kT}} - 1} \tag{5-2}$$

Na fórmula: $E_{\lambda T}$ ----Emissão de radiação luminosa monocromática ($W*m^{-2}*um^{-1}$)

k=1.3806503(24)×10^{-23}(JK^{-1})----Boltzmann constant

c=2.99792458×10^8(ms^{-1})-------Velocidade da luz no vácuo

e=2.7182818284-------A base dos logaritmos naturais

h=6,626×10^{-34}(Js)------ Constante de Planck

A Figura 5.2 mostra a relação funcional da equação (5-2) a diferentes temperaturas. A posição do ponto mais alto de cada curva é uma função da temperatura, que é determinada pela seguinte lei de deslocamento de Wien. Baseia-se na fórmula de Planck obtida diferencialmente:

$$\lambda_{max} T = 2897.8 um \cdot K \tag{5-3}$$

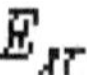

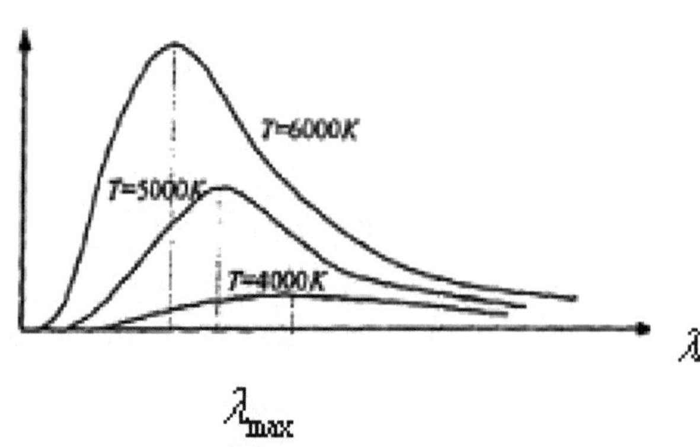

Fig.5.2 Relação entre energia radiante e comprimento de onda

Sabe-se, pela lei de deslocamento de Wien, que a distribuição do valor máximo da energia radiante de um objeto se desloca no sentido dos comprimentos de onda mais curtos à medida que a temperatura absoluta aumenta.

(1) Lei de Stephen Boltzmann

Integrando a fórmula de Planck para a radiação do corpo negro em todos os comprimentos de onda, pode obter-se a emissão total de radiação do corpo negro:

$$\Phi_0(T) = \int_0^{\infty} E_{\lambda T} d\lambda = \sigma T^4 \qquad (5\text{-}4)$$

(2) Esta fórmula é chamada de lei de Stephen Boltzmann, na qual $\Phi_0(T)$ é a emissão de radiação da energia total da radiação por unidade de tempo de unidade de área de um corpo negro, e б é Stephen---- --Constante de Boltzmann, o tamanho é 5,67032 × 10^{-8} W-m $^{(-2)}$ -K $^{-4}$.

Pode ver-se pela fórmula acima que qualquer objeto com uma temperatura superior ao zero absoluto produzirá radiação térmica, e a potência total de radiação térmica por unidade de área é proporcional à temperatura absoluta T^4. Por conseguinte, quanto mais pequena for a temperatura, maiores serão as alterações na intensidade da radiação. De acordo com a lei acima, desde que $\Phi_{(0)}$(T) seja medido, a temperatura T pode ser obtida sem contacto. Por conseguinte, a lei de Stefan Boltzmann é a base de todas as imagens térmicas por infravermelhos.

A capacidade de radiação do corpo humano normal é semelhante à de um corpo negro com uma temperatura absoluta de 310K. A energia de radiação está principalmente distribuída na parte de onda longa dos raios infravermelhos, e a sua gama de bandas situa-se entre 5 e 50um, dos quais 8 a 14um representam 46% da energia total de radiação do corpo humano.

λ_{max} a 9,3482um. A emissividade térmica é tão elevada como 0,98, quase próxima da radiação do corpo negro[42-43].

(3) Lei dos cossenos de Lambert

A intensidade da radiação de um corpo negro em qualquer direção é proporcional ao cosseno do ângulo entre a direção de observação e a normal à superfície radiante.

Proporcional, como mostra a Figura 5.3.

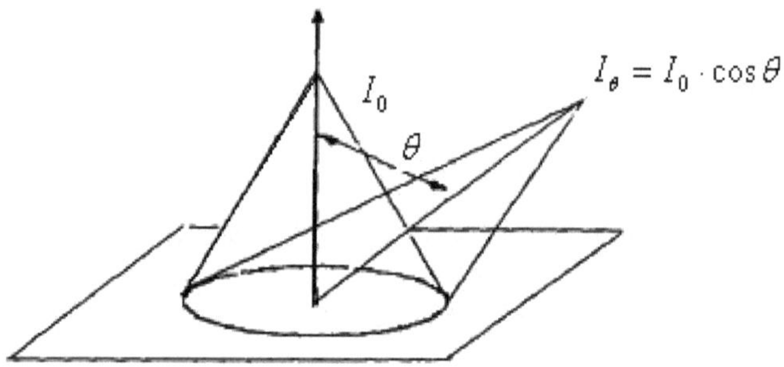

Fig.5.3 Diagrama de cálculo da radiação lambertiana

Esta lei estabelece que a radiação de um corpo negro é mais forte na direção normal à superfície radiante. Por conseguinte, quando se procede à deteção de infravermelhos, deve fazer-se o possível por conduzi-la na direção normal da superfície a medir. Se a deteção for feita na direção de um ângulo θ com a linha normal, o sinal de radiação infravermelha recebido será enfraquecido ao máximo cos θ na direção normal. vezes.

5.1.2 Princípio de deteção da radiação infravermelha do corpo humano

As leis acima referidas só são aplicáveis aos corpos negros. Uma vez que os objectos gerais não são corpos negros, a lei da taxa de radiação dos corpos negros tem de ser modificada antes de poder ser aplicada, introduzindo assim o conceito de taxa de radiação. A emissividade ε é definida como a razão entre a radiação emitida por um objeto e por um corpo negro em todos os comprimentos de onda à mesma temperatura. O corpo negro absoluto (ε=1) é um conceito científico abstrato, e este tipo de objeto não existe na natureza. Os objectos reais existem como corpos cinzentos (ε<l, e ε=constante) ou radiadores selectivos (ε<1, e ε varia com o comprimento de onda). Uma vez que a taxa de radiação ε do radiador seletivo está relacionada com o comprimento de onda, o cálculo da saída de radiação é mais complicado. Embora a distribuição da emitância radiante espetral dos objectos reais e dos corpos negros absolutos varie, dentro de uma banda de comprimento de onda limitada, muitos objectos são considerados opacos devido à relação entre a sua radiância e a de um corpo negro à mesma temperatura e comprimento de onda. Para um corpo cinzento. Para que a fórmula da radiação de um corpo negro seja aplicável a objectos gerais, é necessário ter em conta a influência da emissividade. O corpo humano é um radiador, e as suas caraterísticas são semelhantes às de outras substâncias. A sua emissão total de radiação pode ser expressa pela fórmula de Stephen Boltzmann modificada:

$$\Phi_0(T) = \varepsilon\sigma T^4 \qquad (5\text{-}5)$$

Esta lei estabelece que a potência de radiação térmica emitida por um objeto tem uma correspondência direta com a sua temperatura absoluta. Por outras palavras, desde que a potência de radiação térmica do corpo humano possa ser medida, a temperatura do corpo humano pode ser conhecida. A temperatura normal do corpo humano é de 37°C, que é a temperatura absoluta de 310K. De acordo com a lei de deslocamento de Wien, o comprimento de onda de radiação máxima do corpo humano pode ser calculado como λmax = 9,34um. A energia radiante está principalmente distribuída na parte de onda longa do infravermelho, e a sua gama de bandas situa-se entre 5 e 50um, dos quais 8 ~14um representam 46% de toda a energia de radiação do corpo humano. Uma vez que o olho humano só é sensível à banda de luz visível de 0,38 a 0,78um, os detectores de infravermelhos (tipo térmico, tipo fotão) feitos de vários materiais podem detetar a banda de infravermelhos de 0,78 a 14um. Por conseguinte, as pessoas utilizam normalmente detectores de infravermelhos com comprimentos de onda sensíveis entre 8 e 14um para detetar a radiação infravermelha do corpo humano com base no comprimento de onda de radiação máxima do corpo humano. Após uma série de tratamentos de sinal, o sinal de radiação térmica é convertido numa termografia por infravermelhos visível e quantitativa. A capacidade de radiação de um corpo humano normal é semelhante à de um corpo negro com uma temperatura absoluta de 310K. Independentemente da cor da pele, a emissividade térmica é de cerca de 0,98, o que é próximo de 1, indicando que o corpo humano tem uma elevada capacidade de radiação. A pele é o radiador da temperatura do corpo humano e é o local mais importante para a dissipação de calor. A dissipação de calor do corpo humano é feita principalmente através da radiação térmica da pele, e a condução, a convecção e a evaporação desempenham um papel secundário, especialmente quando a temperatura ambiente é inferior à temperatura corporal. Quando a temperatura ambiente é superior à temperatura do corpo, a evaporação torna-se a principal forma de dissipar o calor. Por conseguinte, quando a temperatura ambiente normal é ligeiramente inferior à temperatura corporal, a utilização de imagens térmicas para observar a energia radiante da pele tem grandes vantagens. Com base nos princípios acima referidos, a câmara termográfica de infravermelhos utiliza a sonda para detetar a energia da radiação infravermelha em vários pontos da superfície do corpo humano, de acordo com as suas próprias caraterísticas. Após uma série de processamento do sinal, a distribuição da radiação infravermelha invisível é convertida numa imagem de luz visível.

Apresentado no ecrã de visualização, o mapa de energia medido ponto a ponto representa a distribuição da temperatura na superfície da pele. A termografia por infravermelhos é diferente do método geral de medição da temperatura por contacto. A termografia não só reflecte as alterações da temperatura da pele, como também pode observar o aumento ou a diminuição da energia de radiação da pele. Isto permite não só medir com maior precisão as alterações subtis da temperatura de uma grande área da superfície do corpo, mas também desenhar imagens térmicas e observar e estudar os padrões das doenças através da deteção de alterações na energia de radiação do corpo humano. Trata-se, portanto, de um novo tipo de método de deteção não invasivo.

5.2 O processo de equilíbrio térmico no corpo humano

A temperatura do corpo depende do equilíbrio térmico do corpo, que depende do equilíbrio entre a produção e a dissipação de calor. Quando o calor gerado pelo metabolismo material no corpo é igual à dissipação de calor por condução, convecção, radiação, evaporação da água, etc., a temperatura do corpo pode ser mantida a cerca de 37°C. O corpo é como uma máquina geradora de calor, e o efeito global do processo de vida é um processo de oxidação exotérmica. Trata-se de um processo de feedback positivo, porque o calor gerado pelas reacções bioquímicas aumenta a temperatura do sistema (corpo humano) e, de acordo com as leis das reacções químicas, a taxa de reacções bioquímicas (e, consequentemente, a taxa de produção de calor) aumenta com o aumento da temperatura de reação. Aumenta exponencialmente. Se não houver um mecanismo de dissipação de calor, a acumulação de calor aumentará a temperatura do corpo do organismo, aumentando ainda mais a taxa de reação e aumentando a temperatura até que este não a consiga suportar. A biologia desenvolveu um conjunto de mecanismos reguladores que podem manter vários processos no corpo a um determinado nível, e a termorregulação é apenas um deles. Para manter a estabilidade da temperatura corporal, por um lado, o corpo humano gera calor e, ao mesmo tempo, troca calor com o ambiente circundante. Como resultado, forma-se uma distribuição de temperatura relativamente estável na superfície da pele como meio de troca de calor. A propagação de calor no corpo inclui o calor metabólico do tecido da pele, o calor de condução das profundezas do corpo e o calor de transmissão do fluxo sanguíneo. Fora do corpo, a energia é trocada com o mundo exterior sob a forma de condução de calor, convecção de calor e radiação de calor. Estes seis elementos determinam a forma da distribuição do calor na superfície da pele. O mecanismo de dissipação de calor é um método de feedback negativo para manter a estabilidade da temperatura corporal. Mais de 50% da energia química libertada pelo metabolismo dos nutrientes no corpo é utilizada para manter a temperatura corporal sob a forma de energia térmica, e os restantes menos de 50% da energia química são carregados em ATP. Após a conversão e utilização da energia, esta acaba por se transformar em energia térmica e é combinada com o calor que mantém a temperatura corporal, sendo conduzida pelo sangue circulante para a superfície do corpo e dissipada para fora do corpo. Assim, sob o controlo do mecanismo de regulação da temperatura corporal, o corpo mantém um equilíbrio entre o processo de produção de calor e o processo de dissipação de calor, ou seja, o equilíbrio do calor corporal, mantendo uma temperatura corporal normal. De acordo com a primeira lei da termodinâmica: Não importa o tipo de processo pelo qual ele passa, desde que a soma (soma algébrica) da transferência de calor e do trabalho realizado no processo seja a mesma, a mudança de estado do sistema será a mesma. Isto mostra que trabalho e calor são equivalentes. Tratando o organismo como um sistema, a fórmula do balanço de calor do corpo é:

$$S = M \pm C \pm K \pm R \pm E \pm W \qquad (5\text{-}6)$$

em:

Quantidade de armazenamento de calor S alterações na quantidade de armazenamento de calor corporal

Termogénese metabólica M

E-Troca de calor por evaporação ou condensação da água

W - a quantidade de trabalho efectuado pelo ambiente no corpo

C-condução de calor

Transferência de calor convectiva K

R - transferência de calor por radiação térmica

Os sinais positivos e negativos indicam que estes métodos de troca de energia podem ser vias de dissipação de calor ou vias de ganho de calor. se

Se a produção de calor do corpo for maior do que a dissipação de calor, ou seja, se houver acumulação de calor no corpo, o valor de S é positivo e a temperatura do corpo aumenta; se a dissipação de calor for maior do que a produção de calor, a temperatura do corpo desce até que a produção e a dissipação de calor se equilibrem novamente, ou seja, S é zero. Só então a temperatura do corpo se estabilizará num novo nível.

5.3 Deteção e análise de informações de ondas de pulso com base em imagens de sequência de infravermelhos

5.3.1 Sistema de aquisição de imagens dinâmicas por infravermelhos

O sistema de aquisição de imagens dinâmicas por infravermelhos deste artigo é constituído por uma câmara termográfica de infravermelhos, uma placa de captura de vídeo e uma estação de trabalho com computador. O diagrama de blocos do princípio do sistema é apresentado na Figura 5.4. O termovisor de infravermelhos utiliza o Ti40 da Fluke, que está equipado com um detetor 106×120, uma resolução de temperatura de 0,1°C e pode produzir vídeo PAL/NTSC. A placa de captura de vídeo utiliza a Tianmin DV610, e a sua taxa de fotogramas é de 25 fotogramas/segundo. A estação de trabalho utiliza o DELL7500.

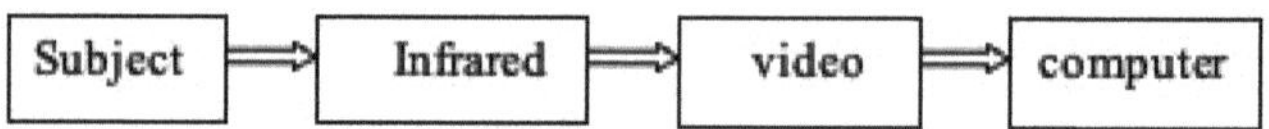

Fig.5.4 Sistema de aquisição de imagens dinâmicas por infravermelhos

5.3.2 Ambiente de teste

A medição foi efectuada numa sala escura equipada com ar condicionado para aquecimento e arrefecimento. A temperatura ambiente foi controlada a cerca de 28°C, e a variação da temperatura ambiente não excedeu 1°C. O ar interior encontra-se num estado estático, sem fluxo evidente, para evitar o impacto da transferência de calor por convecção do ar na temperatura da superfície do corpo. A humidade relativa situa-se entre 40% e 65%. Não existe uma forte radiação infravermelha no interior. Não há exposição direta a luzes, luz solar ou outras fontes de luz.

5.3.3 Métodos de deteção

Como mostra a Figura 5.5, de acordo com os requisitos do local de filmagem, o sujeito sentou-se na mesa experimental com as mãos sobre a mesa. Apontar a sonda de infravermelhos do sistema de aquisição de imagens dinâmicas por infravermelhos para a área de interesse no braço do sujeito e mover a direção e o ângulo da sonda para cima, para baixo, para a esquerda e para a direita, de acordo com o tamanho da área, até que a área pretendida seja completamente captada pela lente. Ajustar a distância focal da sonda de modo a que a sonda se centre na área de interesse. Quando o coração se contrai e empurra o sangue para fluir através das artérias do antebraço, o volume de sangue dos vasos sanguíneos aumenta, provocando a dilatação dos vasos sanguíneos e o aumento da temperatura dos vasos sanguíneos. A área de interesse é selecionada para ser a área onde a temperatura da artéria radial é superior a um determinado valor. Quando o coração relaxa, flui menos sangue através das artérias do antebraço. O volume de sangue dos vasos sanguíneos diminui, provocando a contração dos vasos sanguíneos e a diminuição da temperatura dos vasos sanguíneos.

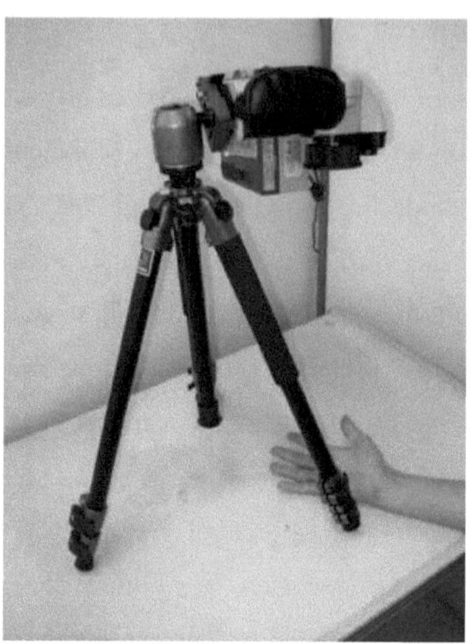

Fig.5.5 Equipamento experimental

5.3.4 Processo de deteção

1) O sujeito deve expor a peça a ensaiar no ambiente de ensaio, permanecer em silêncio durante 15 minutos e, em seguida, tirar a fotografia depois de a temperatura ter atingido o equilíbrio com o ambiente.

2) O sujeito manteve-se em silêncio e o sistema de aquisição de imagens dinâmicas por infravermelhos recolheu imagens sequenciais por infravermelhos. O tamanho da imagem era de 720 pixéis × 576 pixéis. Este processo tem a duração de 5s. Os dados são guardados para processamento secundário.

5.3.5 Tratamento dos dados

Quando a temperatura da área de interesse é superior a um determinado valor, esta aparece como uma área branca na imagem de infravermelhos. As alterações na área branca representam alterações no volume de sangue nos vasos sanguíneos da artéria radial. As alterações no volume sanguíneo dos vasos sanguíneos na artéria radial reflectem a pulsação do pulso na artéria radial. A dimensão do volume sanguíneo está intimamente relacionada com a elasticidade dos vasos sanguíneos. A área branca da imagem de infravermelhos é mostrada na Figura 5.6. Primeiro, converter a imagem da sequência de infravermelhos numa imagem em escala de cinzentos, selecionar a área branca em cada imagem e, em seguida, contar o número de pixels brancos em cada imagem para obter a alteração da área branca. Esta mudança de área constitui um sinal de série temporal, como se mostra na Figura 5.7.

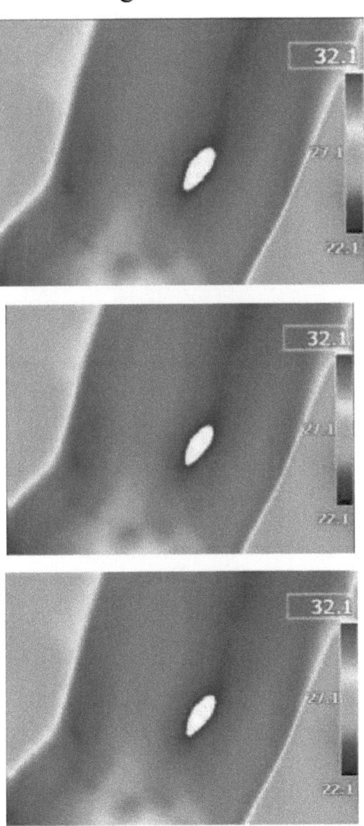

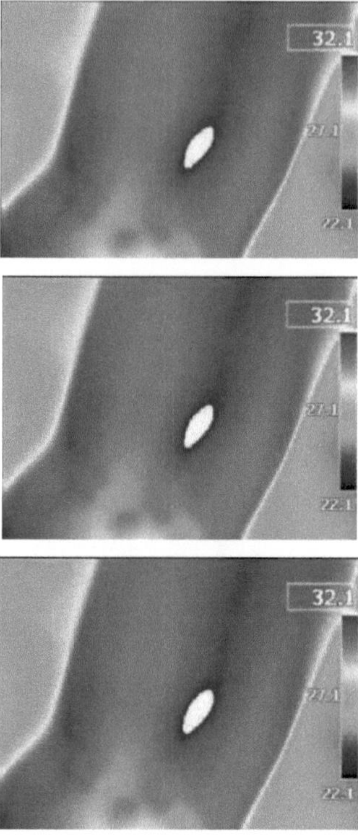

Fig.5.6 Área branca na imagem de infravermelhos

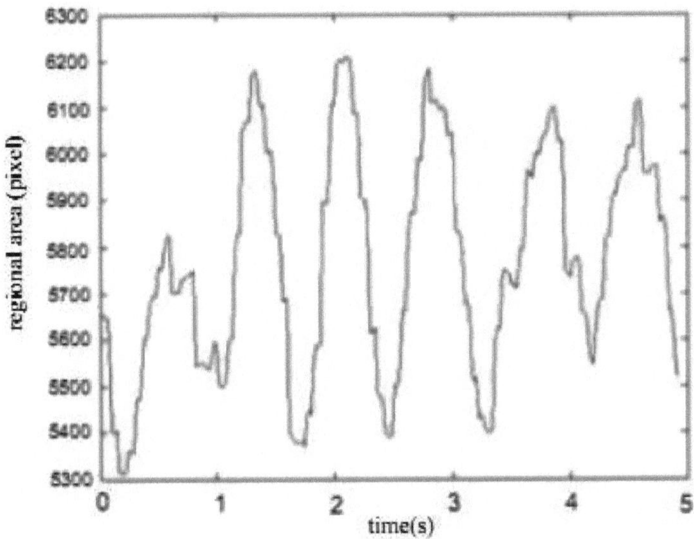

Fig.5.7 Sinal de imagem da sequência de infravermelhos

Propomos um parâmetro de elasticidade dos vasos sanguíneos μ_s baseado em imagens de sequência de infravermelhos. Este parâmetro é obtido da seguinte forma:

Quando a lei de Hooke é aplicada a uma barra elástica de comprimento l, a fórmula é expressa como:

$$P = E\frac{\Delta l}{l} \tag{5-7}$$

E representa o módulo de Young do material

P a pressão na barra elástica

Num tubo elástico oco e fino, a expressão da deformação elástica é

$$\Delta P\frac{r}{h} = E\frac{\Delta r}{r} \tag{5-8}$$

r raio interior do tubo elástico

h espessura do tubo elástico

Propor um parâmetro de elasticidade de volume baseado na lei de Hooke μ

$$\Delta P = \mu \frac{\Delta V}{V} \tag{5-9}$$

Tomando uma secção de um vaso sanguíneo, a relação entre o volume e o comprimento

$$V = l\pi r^2 \tag{5-10}$$

A variação de volume $\Delta V = l2\pi r \Delta r$ dá

$$\frac{\Delta V}{V} = 2\frac{\Delta r}{r} \tag{5-11}$$

De acordo com (5-8), (5-9) e (5-11), obtém-se

$$\mu = \frac{Eh}{2r} \tag{5-12}$$

A variação da pressão arterial é $\Delta P = P_s - P_d$, enquanto a variação do volume é $\Delta V = V_s - V_d$. Substituindo as alterações da pressão arterial e do volume em (5-9), podemos obter

$$\mu = (P_s - P_d)\frac{d_d^2}{d_s^2 - d_d^2} \tag{5-13}$$

d_s Diâmetro intravascular sistólico d_d Diâmetro intravascular diastólico

P_s Pressão arterial sistólica P_d Pressão arterial diastólica

V_s Volume vascular sistólico V_d Volume vascular diastólico

Pode ver-se na figura que a área branca é aproximadamente uma elipse com uma área $S = \pi * a * b$, em que a é o raio do eixo maior e b é o raio do eixo menor. O raio do eixo menor é aproximadamente igual ao raio do vaso sanguíneo, ou seja, quando o vaso sanguíneo se contrai, b=d(s)/2,

$b=d_{(d)/2}$ durante a vasodilatação. E a partir da Figura 5.6, sabemos que as alterações no eixo curto da área branca durante a pressão arterial sistólica e diastólica são muito maiores do que as alterações no eixo longo, pelo que se assume aqui que $a_s/a_{(d)} \approx 1$. a_sé o raio do eixo maior da pressão arterial sistólica, a_dé o raio do eixo maior da pressão arterial diastólica.

Portanto
$$\frac{S_s}{S_d} = \frac{b_s}{b_d} = \frac{d_s}{d_d} \tag{5-14}$$

De acordo com (5-13) e (5-14), pode deduzir-se

$$\mu_s = (P_s - P_d)\frac{S_d^2}{S_s^2 - S_d^2} \tag{5-15}$$

S_s Área branca durante a sístole Área branca durante a diástole.

5.3.6 Resultados e discussão

Nesta experiência, um total de 8 jovens voluntários saudáveis do sexo masculino foram submetidos ao mesmo teste. Os resultados são apresentados no quadro 5.1:

Tabela.5.1 Valores medidos dos parâmetros elásticos vasculares em 8 homens jovens saudáveis

Número de série do objeto	S_s	S_d	P_s	P_d	u_s/mmHg
1	1.545	1.345	110	70	269
2	1.59	1.41	115	75	313
3	1.363	1.27	110	75	477
4	1.47	1.34	100	70	309
5	1.64	1.42	120	80	258
6	1.44	1.25	110	70	263

7	1.5	1.26	120	80	210
8	1.41	1.3	115	80	413

Este estudo utiliza imagens de sequência de infravermelhos para obter uma medição sem contacto das ondas de pulso e completa o cálculo numérico dos parâmetros caraterísticos da elasticidade dos vasos sanguíneos com base em sinais de séries temporais. Em comparação com os métodos tradicionais, este método reduz o desconforto e o incómodo do sujeito durante a medição. Além disso, nas experiências psicofisiológicas, é muito importante medir as respostas fisiológicas sem interferências, caso contrário, estas interferências afectarão os resultados da deteção do estado fisiológico, pelo que o método proposto tem um significado prático importante.

Capítulo 6 Resumo

Embora o diagnóstico de impulsos tradicional seja simples, é muito afetado pela interferência de factores humanos, resultando em erros em alguns julgamentos. O sistema de deteção de sinais de pulso recolhe os dados de pulso e, em seguida, utiliza métodos de processamento de sinais para os estudar. É preciso e fiável e espera-se que consiga objetivar o diagnóstico de impulsos. Este documento investiga dois métodos de deteção e análise de informações de ondas de pulso, com e sem contacto.

No método de deteção e análise de contactos, foi desenvolvido um sistema de deteção de sinais de impulsos de contacto baseado num microprocessador incorporado:

(1) Utilizando um sensor de impulsos integrado baseado numa película piezoeléctrica PVDF para realizar a extração de sinais de impulsos, concebendo o circuito de condicionamento do sinal de impulsos e a conversão analógico-digital e a comunicação em série RS232 com base no microcontrolador 51, realizando assim o sinal de impulsos de contacto A conceção do sistema de deteção utiliza um PC como computador anfitrião e utiliza o LabVIEW para realizar a receção e a visualização do sinal de impulsos.

(2) Utilizar as caraterísticas multi-escala e multi-resolução da transformada wavelet para decompor o sinal de impulsos em multi-escala, de modo a que o sinal efetivo e o ruído do sinal de impulsos apresentem caraterísticas tempo-frequência diferentes em escalas diferentes e, em seguida, construir as regras correspondentes com base nestas diferenças, Processar sinais que contenham ruído.

(3) Utilizar o algoritmo FFT para converter o sinal de impulso do domínio do tempo para o domínio da frequência e obter o espetro de amplitude e algumas caraterísticas do domínio da frequência do sinal de impulso.

(4) Efetuar uma investigação sobre a estimativa do espetro de potência do sinal de impulso, utilizar o método do espetro de potência

automático para obter o espetro de potência do sinal de impulso e extrair as caraterísticas do espetro de potência do sinal de impulso.

O sistema de deteção do sinal de pulso de contacto pode recolher e apresentar dinamicamente o sinal de pulso do corpo humano em tempo real e tem funções de armazenamento, reprodução e análise de dados. Também detecta, calcula e analisa as caraterísticas do domínio do tempo e do domínio da frequência da onda de pulso.

Entre os métodos de deteção e análise sem contacto, é estudado um sistema de deteção e análise de informações de ondas de pulso baseado em imagens de sequência de infravermelhos:

(1) Foi construído um sistema de deteção e análise de informação de ondas de pulso sem contacto baseado em imagens de sequência de infravermelhos para realizar a recolha dinâmica de imagens de sequência de infravermelhos na artéria radial.

(2) Foi criado um algoritmo de processamento de imagens sequenciais para extrair sinais de séries temporais que reflectem as caraterísticas das ondas de impulso na imagem sequencial, com base nas caraterísticas da imagem de infravermelhos do processo temporal.

(3) As caraterísticas temporais da imagem de sequência de infravermelhos reflectem as caraterísticas de alteração do volume sanguíneo dos vasos sanguíneos na artéria radial, e as caraterísticas de alteração do volume sanguíneo reflectem as caraterísticas de alteração elástica dos vasos sanguíneos. É definido um parâmetro caraterístico elástico dos vasos sanguíneos, e o volume sanguíneo baseado no volume sanguíneo é completado. Cálculo numérico dos parâmetros caraterísticos da elasticidade dos vasos sanguíneos com caraterísticas variáveis.

Este sistema de deteção e análise de ondas de pulso utiliza a deteção sem contacto e a análise de informações de ondas de pulso, que podem obter caraterísticas de ondas de pulso em condições fisiológicas naturais. Também fornece um novo método de deteção e análise da elasticidade dos vasos sanguíneos, que tem um bom valor de aplicação clínica. Em particular, fornece informações de diagnóstico mais abrangentes para o diagnóstico de pulso da medicina tradicional chinesa.

Outros trabalhos que podem ser efectuados no futuro incluem:

(1) Devido às limitações de tempo e condições experimentais, as amostras recolhidas neste documento são ainda pequenas e os métodos utilizados e os resultados experimentais obtidos necessitam de uma verificação mais aprofundada.

(2) Com o aprofundamento da investigação, o sistema de aquisição de imagens dinâmicas por infravermelhos poderá estudar mais áreas de interesse, como as artérias carótidas, as têmporas, as narinas, etc. Ao detetar alterações de temperatura nestas áreas, podem ser obtidos mais sinais fisiológicos humanos.

Referências

[1] Zhang Jiguang. Research on correlation between pulse characteristic parameters and blood pressure [Master's thesis]. Lanzhou: Lanzhou University of Technology, 2009.12

[2] Tsui Hark. Research on the relationship between pulse wave analysis and human arterial blood pressure [Master's thesis]. Chongqing Institute of Technology, 2008.19

[3] Ji Baohua. Clinical application of ambulatory blood pressure monitoring. Chinese Journal of Internal Medicine, 1995,34 (5) : 293-294

[4] Drafting Committee for Guidelines on Hypertension Prevention and Treatment in China. Guidelines for Prevention and Treatment of hypertension in China (trial edition). Journal of Hypertension, 2000,8 (1) : 94-102

[5] Ministry of Health, Ministry of Science and Technology, National Bureau of Statistics, PRC. Current situation of nutrition and health of Chinese residents. 2004.10.12

[6] Yang Huifeng. Study on the relationship between vascular elasticity and pulse wave shape [Master's thesis]. Chongqing University of Technology, 2009.

[7] Luo Zhichang, Zhang Song, Yang Wenming, et al. Study on the

characteristic information of pulse wave. Journal of Beijing University of Technology, 1996(1) : 71-79

[8] Quan Xiaoli, He Wei, Zhang Weiwei. A new method of blood pressure measurement using the principle of oscillography. Aerospace Medicine and Medical Engineering, 2006(1) : 71-73

[9] Tang Chi, Yang Guosheng, Xi Tao. Research progress of noninvasive continuous blood pressure measurement. Medical and Health Equipment, 2004(10) : 26-27

[10] Jiao Xuejun, Fang Xingye. Research progress of continuous stroke blood pressure measurement methods. Aerospace Medicine and Medical Engineering, 2000(2) : 148-151

[11] Andreas Janiff. The technique of invasive detection of blood pressure. Modern Medical Device. 2000, 39: 4004-4032.

[12] C. Laurent, B. Jönsson, M. Vegfors, et al. Non-invasive measurement of systolic blood pressure on the arm utilising photoplethysmography: development of the methodology. Medical and Biological Engineering and Computing. 2005, 43(1): 131-135.

[13] Zhang Xiaofang. Research and design of electronic sphygmomanometer based on oscillographic method [Master's thesis]. Jilin University, 2006.

[14] Meng Zhaosui. Discussion on blood pressure measurement and error. Chinese Journal of Metrology, 1997(12) : 37-38

[15] A. de Greeff, I. Lorde, A. Wilton, et al. Calibration accuracy of

hospital-based non-invasive blood pressure measuring devices. J Hum Hypertens. 2010, 24(1): 58-63.

[16] Yao Xiang. Noninvasive blood pressure measurement based on oscillographic method. Chinese Medical Equipment, 2007(7) : 24-26

[17] Tian Huiyong, Deng Qinkai. Development of blood pressure measurement module in ambulatory blood pressure monitoring system. Chinese Journal of Medical Physics, 2002(3) : 190-192

[18] Q. He, B. Wu, W. Liao, et al. Determination algorithms in oscillometric blood pressure measurement. Sheng Wu Yi Xue Gong Cheng Xue Za Zhi. 1998, 15(4): 369-372.

[19] S. Muecke, A. Bersten, J. Plummer. The mean machine; accurate non-invasive blood pressure measurement in the critically ill patient. J Clin Monit Comput. 2009, 23(5): 283-297.

[20] Wang Kui-Jian, Du Zhi-Min, Lin Tian, et al. Study on noninvasive blood pressure measurement method of blood volume change. Modern Medical Instruments and Applications, 2000(2) : 6-8

[21] G. L. PRESSMAN, P. M. NEWGARD. A TRANSDUCER FOR THE CONTINUOUS EXTERNAL MEASUREMENT OF ARTERIAL BLOOD PRESSURE. IEEE Trans Biomed Eng. 1963, 10: 73-81.

[22] K. I. Yamakoshi, H. Shimazu, T. Togawa. Indirect measurement of instantaneous arterial blood pressure in the human finger by the vascular unloading technique. IEEE Trans Biomed Eng. 1980, 27(3): 150-155.

[23] Brian Gribbin, Andrew Steptoe, Peter Sleight. Pulse Wave Velocity as a Measure of Blood Pressure Change. Psychophysiology. 1976, 13(1): 86-90.

[24] Maguire M, Ward T. A comparative study in the use of brachial photoplethysmography and the QRS comples as timing reference in determination of pulse transit time. Engineering in Medicine and Biology Society 2001, 2001. 215-218

[25] R. Ochiai, J. Takeda, H. Hosaka, et al. The relationship between modified pulse wave transit time and cardiovascular changes in isoflurane anesthetized dogs. J Clin Monit Comput. 1999, 15(7-8): 493-501.

[26] J. M. Padilla, E. J. Berjano, J. Saiz, et al. Pulse wave velocity and digital volume pulse as indirect estimators of blood pressure: pilot study on healthy volunteers. Cardiovasc Eng. 2009, 9(3): 104-112.

[27] Yao Tai, Wu Bowei. Physiology. Beijing: People's Medical Publishing House, 2004.103-107

[28] Luo Zhichang, Zhang Song, Yang Yimin. Engineering analysis and clinical application of pulse wave. Beijing: Science Press, 2006.12

[29] Kawai H. The piezoelectricity of polyvinylidene fluoride. App. Physics. 1969, 8: 975-979.

[30] Texas Instruments, Inc. INA114 Instruction manual.

[31] Yang Yuxing. Biomedical sensor and detection technology. Beijing:

Chemical Industry Press, 2005.189

[32] Wang Fang, Wu Xiaoming. Human pulse wave detection system based on LabVIEW. Microcomputer Information, 2009(22) : 61-62

[33] Qi Beibei, Wu Xiaoming, Huang Yueshan. Real-time processing of pulse wave signal based on MATALAB. Microcomputer Information, 2009(28) : 184-185

[34] The American Letter Company. MAX1262, MAX1264 chip introduction. http://china.maxim-ic.com/, 2011

[35] Fairchild Inc.6N137 Operating Instructions 2011.

[36] Zhou made great achievements. LPC900 series Flash MCU application technology (Volume 1). Beijing: Beijing University of Aeronautics and Astronautics Press, 2004.11-14

[37] Lin Jing, Lin Zhenyu, Zheng Furen. Labview Virtual instrument programming from beginner to master. Beijing: People's Post Publishing House, 2010.3

[38] Hu Guangshu, Ed. Digital signal processing. Beijing: Tsinghua University Press, 2003.137

[39] Sheng Ju, Ed. Probability theory and mathematical statistics. Shanghai: Shanghai Jiao Tong University Press, 1998.216

[40] Zhao Jizhou. Binary linear regression and its application. Journal of College of Adult Education, Shaanxi Normal University, 1999(4) : 73-75

[41] Zheng Xianyi, Ed. Apply numerical analysis. Guangzhou: South China

University of Technology Press, 2008.59-61

[42] Yang Hu. Principle and application of non-invasive oscillographic shock method for measuring the elasticity of blood vessel wall. Medical Device Information, 2004(10) : 1-4

[43] N. Bjarnegard, A. R. Ahlgren, T. Sandgren, et al. Age affects proximal brachial artery stiffness; differential behavior within the length of the brachial artery? Ultrasound Med Biol. 2003, 29(8): 1115-1121.

[44] Moo-Yong Rhee, Hae-Young Lee, Jeong Bae Park. Measurements of arterial stiffness: Methodological aspects. The Korean Society of Cardiology. 2008, 38: 343-350.

[45] Zhang Bei, Qiu Bingsheng, Che Zhenglan. The application of ultrasound technique in the determination of elastic function of great arteries. Guizhou Medicine, 2006,30 (10) : 945-946

[46] M. F. O'Rourke, J. Hashimoto. Mechanical factors in arterial aging: a clinical perspective. J Am Coll Cardiol. 2007, 50(1): 1-13.

[47] Sun Ningling. Vascular elastic function should be an important target in the evaluation of subclinical damage of hypertension. Chinese Journal of Circulation, 2008(3) : 161-163

[48] Zheng Jinju, Hu Yanyue, Jiang Kesheng, et al. Population pulse wave measurement statistical report. Journal of Zhejiang Normal University (Natural Science Edition), 2001(4) : 83-85

[49] John P. Lekakis, Nikos A. Zakopoulos, Athanasios D. Protogerou.

Arterial stiffness assessed by pulse wave analysis in essential hypertension: relation to 24-h blood pressure profile. International Journal of Cardiology. 2005, 102: 391-395.

[50] Keli Li, Qi Zhou, Jun Xiao, et al. Estimation of Vascular Elasticity Based on DFT Analysis of Radial Pulse Waveform. 2011.

[51] Yang Lin, Zhang Song, Yang Yimin, et al. Characteristic quantity analysis of pulse wave shape based on restroke trough point. Beijing Biomedical Engineering, 2008(3) : 229-233

[52] In cheol Jeong, Yoo nah Choi, Sin woo Park, et al. A Study on Compensation of Error Rate in Noninvasive Blood Pressure Measurement System using Tactile Sensor. World Congress on Medical Physics and Biomedical Engineering 2006, Magjarevic R, Nagel J H, Springer Berlin Heidelberg, 2007: 14, 4127.

[53] Morgan GW, Kiely JP. Wave propagation in a viscos liquid contained in a flexible tube. J Acoust Soc Am, 1954;26(3):323-328.

[54] Womersley JR. Oscillatory flow in arteries: the constrained elastic tube as a model of arterial flow and pulse transmission. Phys Med Biol. 1957;2(2):178-187.

[55] Goldwyn R, Watt T, Arterial pressure pulse contour analysis via a mathematical model for the clinical quantification of human vascular properties. IEEE Trans Biomed Eng. 1967;14(1):11-17.

[56] Liu Zhaorong, Li Xixi. Changes of radial artery pressure wave with

physiological parameters [J]. Acta Mechanics, 1982, (03).

[57] Wu Shigui, Li Zhaozhi. Theoretical model of nonlinear pulse wave propagation in arteries with peripheral tissues [J]. Journal of Beijing University of Technology. 1986; 12(3):1-10.

[58] Qian Weili, Xu Lanyi, Chen Fuyu, et al. Extracting pulse features using Gaussian function decomposition method [J]. Chinese Journal of Biomedical Engineering. 1994; 13(1): 1-7.

[59] Bai Jing, Wu Dongsheng. Simulation model of radial artery pulse wave [J]. Aerospace Medicine and Medical Engineering. 1995;8(2):94-98.

[60] Luo Zhichang, Zhang Song, Yang Wenming, etc. Research on pulse wave waveform characteristic information [J]. Journal of Beijing University of Technology. 1996;22(1): 71-79.

[61] Li Jingtang, Sun Hanjun. HMX-3C pulse transducer [J]. Medical Devices, 1979, 10.

[62] T.P.Frank.Preview fo abstracts Frontiers of Engineering in Health Care[J]. IEEE.Trans.Biomed.Eng. 1981,28(8):577-601.

[63] Zhang Weizhong. Current status and significance of clinical research on arterial elastic function [J]. Chinese Journal of Cardiovascular Disease, 2003, 31(4): 243～244.

[64] Jun Sugawara, Koichiro, Hayashi, et al. Carotid-femoral wave pulse velocity: Impact of different arterial path length measurements. Artery Research,2010,4:27-31.

[65] Liu Baohua, Ren Xiaohua. Research and progress on pulse wave velocity measurement algorithm [J]. Journal of Biomedical Engineering, 2010, 27(1):231-235.

[66] Patrick Segers, Jan Kips, Bram Trachet, et al. Limitations and pitfalls of non-invasive measurement of arterial pressure wave reflections and pulse wave velocity. Artery Research, 2009, 3:79-88.

[67] Zhang Weizhong. Theory and practice of arterial elastic function testing (Part 1). Prevention and Treatment of Cardiovascular and Cerebrovascular Diseases, 2003, 3(4):1-2.

[68] Niki K,Sugawara M,Chang D,et al.A new noninvasive measurement system for wave intensity:evaluation of carotid arterial wave intensity reproducibility[J].Heart Vessels,2002,17(1):12-21.

[69] Zhang Weizhong. Theory and practice of arterial elastic function testing (Part 2). Prevention and Treatment of Cardiovascular and Cerebrovascular Diseases, 2003, 3(5):3-4.

[70] Asmar R,Benetos A.Assessment of arterial distensibility by automatic pulse wave velocity measurement [J].Hypertension,1995,26(3):485-490.

[71] McVeigh G,Brennan G,Hayes R,et al.Vascular abnormalities in non-insulin-dependent diabetes mellitus identified by arterial waveform analysis[J].AmJ Med,1993,95(4):424-430.

[72] Arterial Function Clinical Research Collaborative Group. Study on arterial elastic function parameters of healthy people in China [J].

Chinese Journal of Cardiovascular Disease, 2003, 31(4):245-249.

[73] Brinton TJ,Cotter B,Kailasam MT,et al.Development and validation of a noninvasive method to determine arterial pressure and vascular compliance[J].Am J Cardiol,1997,80(3):323-330.

[74] Yu Kaiqun. Design of non-invasive pulse measurement system [D]. Master's thesis. Taiwan Feng Chia University, 2001

[75] Liu Zhaorong. Principles and Methods of Hemodynamics[M]. Shanghai: Fudan University Press, 1997.

[76] Zhang Xiucheng, Wang Weigong, Chen Rongzhou, et al. Pulse harmonic spectrum analysis-a new method for research on pulse diagnosis in traditional Chinese medicine [J]. Chinese Journal of Integrated Traditional Chinese and Western Medicine, 1995, 15(12):743-745.

[77] Luo Zhichang, Zhang Song, Yang Yimin. Engineering analysis and clinical application of pulse waves [M]. Beijing: Science Press, 2006.

[78] Li Hong. Experimental study on the simulation of human arterial blood vessels and blood circulation system by lumped parameter model [D]. Zhenjiang, Jiangsu University, 2004, 6.

[79] Zhang Defeng. MATLAB wavelet analysis[M]. Beijing: Machinery Industry Press, 2009

[80] Zeng Xiaoqing, Li Xuguang, Xiong Zhenggang, etc. Development of a pulse wave photoelectric sensor with high signal-to-noise ratio [J]. Chinese Journal of Modern Medicine, 2003, 13(15):8.

[81] Wang Guoli, Zhao Ziying, Bai Jinxing. Development of PVDF piezoelectric film pulse sensor [J]. Journal of Sensing Technology, 2004, 6(4):688-692.

[82] Sha Hong, Zhao Shu, Wang Yan, et al. Development of multi-information collection system for traditional Chinese medicine pulse [J]. Chinese Journal of Traditional Chinese Medicine, 2007, 22(1):21-24.

[83] Zhao Dongsheng. Theoretical research on sensors made of PVDF piezoelectric films [J]. Physical Testing, 2005, 23(2):23-25.

[84] Shu Fangfa, Shi Jun. Research on pulse measurement system based on PVDF piezoelectric film [J]. Piezoelectricity and Acousto-Optics, 2008, 30(1): 124-126.

[85] HK-2000 series integrated pulse sensor. http://www.hfhuake.com/chanpin/maibo1.htm

[86] Sun Bingyi, Yu Chunquan, Wang Wei, et al. Research progress on objectification of pulse diagnosis in traditional Chinese medicine [J]. Hebei Journal of Traditional Chinese Medicine, 2003, 18(3): 44-45.

[87] Yu Lingli. Research on objectification and digitalization of pulse diagnosis in traditional Chinese medicine [J]. Liaoning Journal of Traditional Chinese Medicine, 2006, 33(2):129-131

[88] Fei Zhaofu. Modern Chinese Medicine Pulse Diagnosis[M]. Beijing: People's Medical Publishing House, 2003

[89] ZHANG Qian, ZHAO Chunhui A morphological filtering approach to removing noise in ECG signal[J]. Applied Science and Technology, 2002, 29(9):9-11.

[90] Alste V,SchilderJA. Removal of base-line wander and powerline interference from the ECG by an efficient FIR filter with a reduced number of taps [J]. IEEE Transactions on Biomedical Engineering, 1995, 32(12):482- 489.

[91] Chouhan VS,Mehta SS Total Removal of Baseline Drift from Theory and Applications(ICCA'07). WashingtonDC, USA: IEEE Computer Society, 2007: 512-515.

[92] Xu Ruiqing. Research on pulse detection system design and signal processing algorithm [D]. Nanjing, Nanjing University of Information Science and Technology, 2008, 5

[93] Lu Shaowen, Zhao Lijun, Li Hong, et al. Application principles and significance of human body infrared thermal image analysis technology [J]. Chinese Stereology and Image Analysis, 2002, 7(3):150-152.

[94] Watmough DJ, et al.Variation of effective surface emissivity with angle and implications for clinical thermography,Nature 1969,222:472-473.

[95] Watmough DJ, Oliver R.Emissivity of human skin in the waveband between 2micra and 6micra.Nature 1968,219:622-624.

[96] A. Poliński, A. Bujnowski, T. Kocejko and J. Wtorek, "Pulse Transit Time - Fiducial Points Accuracy Determination as Examined by Means

of Synthetic Signals," 2024 16th International Conference on Human System Interaction (HSI), Paris, France, 2024, pp. 1-6, doi: 10.1109/HSI61632.2024.10613598.

[97] C. Liu, H. Sun, J. Ren, H. Cheng, M. Xie and Y. Liu, "Design and Optimization of Flexible and Stretchable Ultrasonic Transducer Array for Arterial Blood Pressure Monitoring," in IEEE Sensors Journal, vol. 24, no. 9, pp. 15055-15064, 1 May1, 2024, doi: 10.1109/JSEN.2024.3375915.

[98] S. Babaei, L. W. Dobrucki and M. F. Insana, "Power-Doppler Ultrasonic Imaging of Peripheral Perfusion in Diabetic Mice," in IEEE Transactions on Biomedical Engineering, vol. 71, no. 8, pp. 2421-2431, Aug. 2024, doi: 10.1109/TBME.2024.3373254.

[99] T. Shirakawa et al., "Towards a Clinical Implementation of Measuring the Elastic Modulus of the Aorta From Cardiac Computed Tomography Images," in IEEE Transactions on Biomedical Engineering, vol. 68, no. 12, pp. 3543-3553, Dec. 2021, doi: 10.1109/TBME.2021.3077362.

[100] Y. Shoji et al., "Measurement of Change in Viscoelasticity of Radial Artery During Flow-Mediated Dilatation Using a Single Ultrasonic Probe," 2020 IEEE International Ultrasonics Symposium (IUS), Las Vegas, NV, USA, 2020, pp. 1-3, doi: 10.1109/IUS46767.2020.9251414.

[101] P. M. Nabeel, V. Raj Kiran, J. Joseph and M. Sivaprakasam, "Determination of Incremental Local Pulse Wave Velocity Using Arterial

Diameter Waveform: Mathematical Modeling and Practical Implementation," 2019 Computing in Cardiology (CinC), Singapore, 2019, pp. Page 1-Page 4, doi: 10.22489/CinC.2019.225.

[102] C. -K. Tseng et al., "Application of a minimized wearable device combined with SpO2 and ECG sensors to detect stenosis or occlusion of arteriovenous fistula/graft, progression of arteriosclerosis and arrhythmia," 2018 7th International Symposium on Next Generation Electronics (ISNE), Taipei, Taiwan, 2018, pp. 1-4, doi: 10.1109/ISNE.2018.8394718.

[103] E. Storchun and E. Yakovenko, "Variation of pulse signal spectrum under the action of an external force," 2018 14th International Conference on Advanced Trends in Radioelecrtronics, Telecommunications and Computer Engineering (TCSET), Lviv-Slavske, Ukraine, 2018, pp. 683-686, doi: 10.1109/TCSET.2018.8336293.

[104] N. Asami, Y. Yamazaki and Y. Kamiyama, "Model evaluation-based approaches for endothelial function," 2017 39th Annual International Conference of the IEEE Engineering in Medicine and Biology Society (EMBC), Jeju, Korea (South), 2017, pp. 2680-2683, doi: 10.1109/EMBC.2017.8037409.

[105] J. Seo, S. J. Pietrangelo, H. -S. Lee and C. G. Sodini, "Noninvasive arterial blood pressure waveform monitoring using two- element ultrasound system," in IEEE Transactions on Ultrasonics, Ferroelectrics,

and Frequency Control, vol. 62, no. 4, pp. 776-784, April 2015, doi: 10.1109/TUFFC.2014.006904.

[106] T. Kato et al., "Measurement and analysis of internal stress distributions created in gelatin simulated-brain tissue by a pulsed laser-induced liquid jet," 2014 36th Annual International Conference of the IEEE Engineering in Medicine and Biology Society, Chicago, IL, USA, 2014, pp. 4419-4422, doi: 10.1109/EMBC.2014.6944604.

[107] S. Epstein, A. -C. Vergnaud, P. Elliott, P. Chowienczyk and J. Alastruey, "Numerical assessment of the stiffness index," 2014 36th Annual International Conference of the IEEE Engineering in Medicine and Biology Society, Chicago, IL, USA, 2014, pp. 1969-1972, doi: 10.1109/EMBC.2014.6943999.

[108] J. P. Mynard, D. J. Penny and J. J. Smolich, "Validation of a multi-scale model of the coronary circulation in adult sheep and newborn lambs," 2013 35th Annual International Conference of the IEEE Engineering in Medicine and Biology Society (EMBC), Osaka, Japan, 2013, pp. 3857-3860, doi: 10.1109/EMBC.2013.6610386.

[109] A. M. Zakrzewski and B. W. Anthony, "Quantitative elastography and its application to blood pressure estimation: Theoretical and experimental results," 2013 35th Annual International Conference of the IEEE Engineering in Medicine and Biology Society (EMBC), Osaka, Japan, 2013, pp. 1136-1139, doi: 10.1109/EMBC.2013.6609706.

[110] L. J. Cymberknop, W. Legnani, F. M. Pessana, A. Crottogini and R. L. Armentano, "Coronary arterial stiffness is related with a loss of fractal complexity in the aortic pressure," 2012 Annual International Conference of the IEEE Engineering in Medicine and Biology Society, San Diego, CA, USA, 2012, pp. 4200-4203, doi: 10.1109/EMBC.2012.6346893.

[111] J. Ruhhammer et al., "Arterial strain measurement by implantable capacitive sensor without vessel constriction," 2012 Annual International Conference of the IEEE Engineering in Medicine and Biology Society, San Diego, CA, USA, 2012, pp. 535-538, doi: 10.1109/EMBC.2012.6345986.

[112] Wei Tan, Gang Cheng, Jing Ye and Xiaodong Han, "Research on model-based 2D strain algorithm for non-invasive carotid plaque characterization," Proceedings of 2012 IEEE-EMBS International Conference on Biomedical and Health Informatics, Hong Kong, China, 2012, pp. 236-240, doi: 10.1109/BHI.2012.6211554.

[113] J. Vappou, J. Luo, K. Okajima, M. di Tullio and E. Konofagou, "Pulse Wave Ultrasound Manometry (PWUM): Measuring central blood pressure non-invasively," 2011 IEEE International Ultrasonics Symposium, Orlando, FL, 2011, pp. 2122-2125, doi: 10.1109/ULTSYM.2011.0526.

[114] K. Li and S. Warren, "Initial study on pulse wave velocity acquired from one hand using two synchronized wireless reflectance pulse

oximeters," 2011 Annual International Conference of the IEEE Engineering in Medicine and Biology Society, Boston, MA, USA, 2011, pp. 6907-6910, doi: 10.1109/IEMBS.2011.6091739.

[115] M. Ahmed, G. Hamilton and A. M. Seifalian, "Viscoelastic behaviour of a small calibre vascular graft made from a POSS-nanocomposite," 2010 Annual International Conference of the IEEE Engineering in Medicine and Biology, Buenos Aires, Argentina, 2010, pp. 251-254, doi: 10.1109/IEMBS.2010.5627472.

[116] D. Valdez-Jasso, D. Bia, M. Haider, Y. Zócalo, R. Armentano and M. Olufsen, "Linear and nonlinear viscoelastic modeling of ovine aortic biomechanical properties under in vivo and ex vivo conditions," 2010 Annual International Conference of the IEEE Engineering in Medicine and Biology, Buenos Aires, Argentina, 2010, pp. 2634-2637, doi: 10.1109/IEMBS.2010.5626563.

[117] J. Proença, J. Muehlsteff, X. Aubert and P. Carvalho, "Is pulse transit time a good indicator of blood pressure changes during short physical exercise in a young population?," 2010 Annual International Conference of the IEEE Engineering in Medicine and Biology, Buenos Aires, Argentina, 2010, pp. 598-601, doi: 10.1109/IEMBS.2010.5626627.

[118] P. Cong, W. H. Ko and D. J. Young, "Wireless Batteryless Implantable Blood Pressure Monitoring Microsystem for Small Laboratory Animals," in IEEE Sensors Journal, vol. 10, no. 2, pp. 243-254, Feb. 2010, doi:

10.1109/JSEN.2009.2030982.

[119] Q. Zhang et al., "Pulse transit time-based blood pressure estimation using hilbert-huang transform," 2009 Annual International Conference of the IEEE Engineering in Medicine and Biology Society, Minneapolis, MN, USA, 2009, pp. 1785-1788, doi: 10.1109/IEMBS.2009.5334008.

[120] E. R. Greene, K. R. Lanphere, J. Sharrar and C. A. Roldan, "Arterial distensibility in systemic lupus erythematosus," 2009 Annual International Conference of the IEEE Engineering in Medicine and Biology Society, Minneapolis, MN, USA, 2009, pp. 1109-1112, doi: 10.1109/IEMBS.2009.5334459.

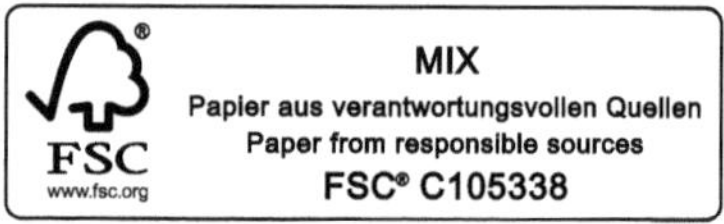

Printed by Books on Demand GmbH, Norderstedt / Germany